LA CIENCIA DE LA SALUD

MEDICINA PSÍQUICA

Yogi Ramacharaka

Editorial ⊙ Creación

Temática: Salud y Naturismo

Traducción: Federico Climent Terrer

© De esta edición: Editorial Creación
    Tel.: 664755502
    http://www.editorialcreacion.es
    http://editorialcreacion.blogspot.com/

Primera edición: febrero de 2013

ISBN: 978-84-15676-12-6

Depósito Legal: M-1596-2013

Maquetación: Mejiel

ÍNDICE

ADVERTENCIA DE LOS EDITORES DEL TEXTO INGLÉS

Este libro no trata de teorías, sino de hechos. Su autor considera la mejor de las teorías tan sólo como una hipótesis de trabajo. Lo esencial lo constituye el «hecho», para cuyo descubrimiento se emplea la teoría o la hipótesis. Los más cuerdos pensadores, los más conspicuos investigadores no mantienen una hipótesis, por mucho que les satisfaga, sin que estén dispuestos voluntariamente a desecharlas en cuanto se presenta otra mejor, así la hubieran descubierto ellos mismos. Tal es el verdadero espíritu filosófico.

Cierto es que este libro puede parecer dogmático. Pero el autor no conoce otro medio mejor de exponer los hechos relativos al asunto. Así decidió cargar con la responsabilidad de ser acusado de «dogmático» con objeto de exponer su pensamiento en los términos que le parecen más asequibles al mayor número de lectores.

Los hechos expuestos en este libro son verdaderos y cualquiera puede comprobarlos prácticamente.

La mejor manera de obtener beneficio de este libro es practicar sus enseñanzas. No hay que satisfacerse con asentir intelectualmente a sus afirmaciones, sino que es preciso hacer algo práctico. Este es el único modo de sacar provecho del libro y resarcirse con creces de su coste.

El autor pone en manos de los lectores la operación de una potente fuerza de la Naturaleza. Cada cual ha de hacer lo demás. El autor señala el camino. El lector ha de recorrerlo por sus propios pasos. El autor ha abierto la puerta. El lector ha de pasar por ella.

Exhortamos al lector que se familiarice con cada uno de los métodos enseñados en este libro, antes de dar la preferencia a cualquiera de ellos. Lo más prudente será tomar un poco de cada uno más bien que determinarse exclusivamente por tal o cual método. Todos son buenos; pero alguno será mejor para unos individuos que para otros. El autor así lo afirma *y* enseña a escoger.

Los métodos descriptos en este libro pueden emplearse para la curación de uno mismo, aun cuando no se diga así en el texto. En realidad, la curación de uno mismo es probablemente la idea favorita del autor, quien cree en quienes actúan independientemente en todo cuanto les es posible.

Esperamos que el lector estime el mérito y sencillez de este libro y ponga en práctica sus importantes instrucciones.

The Yogi Publication Society.

1. PROPÓSITO DEL LIBRO

Este libro se propone ofrecer una clara, sencilla y práctica exposición de las variadas modalidades de Medicina Psíquica.

Decimos muy poco acerca de la teoría, aunque la bosquejamos someramente, a fin de que el terapeuta comprenda la índole del trabajo que realiza; pero sobre todo hemos tratado de que este libro enseñe «cómo» realizarla.

Al entrar en materia nos complace manifestar que no ha sido nuestro propósito convertir la Medicina Psíquica en una religión. Si Medicina Psíquica es una religión debe serlo también la Medicina Alopática, el Masaje, la Osteopatía y las otras modalidades terapéuticas. Toda Medicina verdadera es la resultante de la aplicación de leyes naturales, de suerte que la energía empleada es tan natural como la electricidad. Según esto, las leyes naturales son todas igualmente divinas y en consecuencia religiosas.

En el mundo occidental prevaleció siempre la tendencia a fundar cultos religiosos o semirreligiosos en la obra terapéutica. Cada culto o secta pretende que sus curaciones provienen de la virtualidad de algún credo especial o creencia metafísica, sin tener en cuenta que también otras sectas efectúan curaciones en la misma proporción.

El oriental no se deja engañar, ni se engaña de esta manera. Desde la infancia se le enseña que en la Naturaleza discurren diversas modalidades de energía, que el hombre puede aprovechar sometiéndolas a su servicio.

Para el oriental la electricidad es tan misteriosa y admirable como la fuerza psíquica, pues reconoce en ambas dos modalidades de una misma energía.

Con un poco de reflexión nos convenceremos de esta verdad. Toda modalidad de energía o fuerza natural son manifestaciones de la única y suprema Energía, llamada *prana* por los indos. Las enseñanzas orientales afirman que prana es una manifestación de la Mente universal.

No podemos dar aquí estas enseñanzas con la extensión que desearíamos, por lo que remitimos al lector a nuestra obra titulada: *Curso adelantado de Filosofía Yogi.*

En consecuencia, el terapeuta psíquico oriental está libre de aquellos celos y prejuicios que respecto de los practicantes de otras modalidades de curación prevalecen en el mundo occidental. Cree el terapeuta psíquico oriental que en las modalidades de auténtica curación se emplea la misma energía, a pesar de la diferencia de métodos; por lo tanto, las respeta todas. Desde luego que prefiere su método propio, pero no incrimina a su vecino porque prefiera otro distinto.

Además, al terapeuta oriental se le enseña desde un principio, que el cuerpo está regido por leyes naturales que es necesario observar para conservar la salud o recobrarla. Cree el terapeuta oriental que cuanto mantiene la salud del hombre sano devolverá la salud al enfermo. Aludimos a las leyes naturales que presiden las funciones del organismo, de las cuales expusimos nuestro concepto en la obra titulada: *Hatha Yoga.* Trataremos de ellas brevemente en el capítulo siguiente, cuya lectura recomendamos a fin de que nadie intente curar antes de conocer a fondo las leyes naturales a que obedece el organismo humano.

Sabemos que muchos psiquíatras occidentales desdeñan dichas leyes, por considerarlas demasiado «materiales». Pero no se desdeñan impunemente las leyes naturales.

Creemos que si las gentes practicaran las enseñanzas expuestas en nuestra obra: *Hatha Yoga,* no habría necesidad de terapéutica alguna, porque todos estarían buenos y sanos; pero como las gentes no practican dichas enseñanzas son necesarios los tratamientos de curación, de los que a nuestro entender el psíquico es el mejor, aunque no logrará la curación *permanente* a menos que el enfermo mude de régimen de vida y someta su conducta a las leyes de la Naturaleza.

Por lo tanto, hemos de continuar exhortando al psiquíatra que someta a su enfermo a las leyes naturales del cuerpo, según las expone el Hatha Yoga, a fin de que una vez curado pueda mantenerse sano.

Creemos que nuestros libros complementarios: *Hatha Yoga y Medicina Psíquica,* le darán al lector la «Clave de la Salud».

Sin embargo, este libro no es un tratado de patología. Por el contrario, apenas se refiere a las enfermedades, pues prefiere exponer el estado de salud y los medios de mantenerla. Así es que muy poco se dirá referente a síntomas. Nosotros creemos que la *única* causa de todos los síntomas y en consecuencia de las enfermedades, es el deficiente funcionamiento de las células; es decir, que toda enfermedad es una enfermedad de las células. Así creemos que los tratamientos aplicados de conformidad con los principios expuestos en el *Hatha Yoga,* eliminarán la causa del trastorno, desapareciendo con ella los síntomas.

No fatigaremos la atención del lector elogiando los sistemas terapéuticos expuestos en este libro. Nos parece que el mejor testimonio de la bondad de un manjar consiste en saborearlo. Por lo tanto, que cada cual pruebe el sistema o método que mejor le cuadre, siempre que tenga confianza en sí mismo y en su poder de autocuración, que es su herencia divina y no el privilegio de unos pocos. Es un don natural que cabe desenvolver mediante el ejercicio y la confianza, pues se acrecienta por el uso. Es como un músculo, a quien el ejercicio vigoriza, mientras que se debilita por la inacción.

Pero cuando el terapeuta comience a obtener curaciones y escuche las alabanzas que le prodiguen los profanos referentes al procedimiento creyéndolo milagroso, no debe engreírse creyéndose dueño de un poder excepcional. Fuera insensato semejante engreimiento, porque los terapeutas psíquicos no son más que canales por donde fluye la energía de las fuentes naturales. No olvidemos esta circunstancia, pues teniéndola presente puede convertirse en un manantial de fuerza con sólo considerar que si el terapeuta psíquico es un instrumento en manos de las leyes naturales, se sigue de ello que *tiene tras sí las fuerzas del universo.*

Aconsejamos al lector que estudie cuidadosamente y se familiarice con *todos* los métodos indicados en este libro, y después elija, guiado por la intuición, el que mejor le convenga; o bien que tome lo que más le guste de cada uno de los diversos métodos para formar uno propio. Que «tome lo suyo allí donde lo encuentre». No le condenamos a que se someta a tal o cual sistema, ni a llevar el marbete de tal o cual escuela. Cada individuo ha de ser él mismo.

2. LEYES NATURALES DEL CUERPO

Según dijimos en el capítulo anterior, creemos que el verdadero secreto de la salud está en la observancia de las leyes naturales del cuerpo, que se compendia en la rectitud del pensar y del hacer.

En nuestro libro: *Hatha Yoga* expusimos extensamente nuestro concepto de dichas leyes, y no vacilamos en afirmar positivamente que cuantos quieran conservar la salud o devolvérsela a los enfermos, deben conocer y practicar las instrucciones dadas en dicho libro. Sin la comprensión de estas leyes fundamentales todo sistema terapéutico no tendrá más eficacia que la de un temporáneo paliativo, de suerte que si el enfermo reincide en sus antiguos hábitos de pensamiento y conducta, recaerá en la enfermedad apenas cese el tratamiento. No es posible desafiar con éxito las leyes naturales.

Enumeraremos brevemente en este capítulo las principales leyes expuestas en el *Hatha Yoga,* a fin de que las conozcan quienes no hayan leído dicha obra.

En primer lugar no puede haber salud sin la debida alimentación, ni adecuada alimentación sin apropiada asimilación. Esto supuesto, resulta que lo primero que ha de hacer el terapeuta psíquico es restaurar la función digestiva de modo que se efectúe normalmente la asimilación de los alimentos. Por esto aconsejamos que el tratamiento de toda enfermedad comience por la restauración de las normales condiciones del estómago, pues en esta víscera yace el secreto del primer paso hacia la recuperación de la salud. En efecto, la mayoría de las enfermedades tienen su raíz en el deficiente funcionamiento del estómago y en la imperfecta nutrición y asimilación. La persona humana no puede medrar con alimentos desnutritivos o imperfectamente asimilados, como tampoco el animal y el vegetal pueden medrar sin la conveniente nutrición.

Cuando la nutrición es imperfecta se debilita y empobrece la sangre, por lo que las células también se debilitan y agotan; y aun las neuronas cerebrales sufren, como las demás células, y no pueden enviar las apropiadas corrientes de fuerza vital a las diversas partes del cuerpo.

Todo tratamiento psíquico ha de comenzar por el estómago, de suerte que este órgano digiera correctamente el alimento que se le da; el cual, debidamente preparado, será transmitido por el proceso de la digestión al torrente circulatorio. Es indispensable que el enfermo se nutra suficientemente.

Uno de los mejores medios de obtener completa nutrición con el alimento habitual, consiste en masticar perfectamente los manjares, pues de este modo se extraen de ellos la mayor parte de las substancias nutritivas que contienen, mientras que los manjares deglutidos a medio masticar pierden gran parte de su valor nutritivo. El terapeuta psíquico ha de tener muy presente la importancia de la buena masticación, pues conocemos casos de desnutrición curados en muy corto tiempo sin otro medicamento que la perfecta masticación de los manjares, hasta convertirlos en papilla.

El segundo punto importante es la irrigación del cuerpo o apropiado uso del agua en beneficio del organismo.

El funcionamiento normal del organismo requiere cierto número de fluidos cuya base es el agua. Por lo tanto, la mínima cantidad requerida diariamente por un adulto es de dos litros, sin lo cual no puede funcionar normalmente el organismo. Las perfectas secreciones y excreciones requieren una cantidad normal de agua. Si esta escasea no pueden las glándulas secretoras elaborar los jugos digestivos, ni las excretoras tienen suficiente vitalidad para eliminar los desechos del organismo. Por otra parte, el hígado es incapaz de funcionar sin la conveniente provisión de agua, al igual que los demás órganos del cuerpo.

El tercer requisito de la salud es la correcta respiración; si esta función es defectuosa, no se oxigena bien la sangre, la que entonces no puede regar eficazmente el organismo. Quien no respire apropiadamente puede llegar a enfermarse.

El terapeuta psíquico ha de saber respirar profundamente para instruir al enfermo en este arte cuyas reglas da, ilustradas con numerosos ejemplos y ejercicios, nuestra obra titulada: *Ciencia de la respiración.*

El terapeuta psíquico ha de explicar al enfermo la necesidad del ejercicio, del baño y del sueño, pues sin el suficiente descanso se sobrecarga el cerebro y resultan complicaciones.

En resumen, se ha de convencer al enfermo que para recobrar la salud y mantenerse sano ha de acercarse todo lo posible a la madre Naturaleza, quien por su cuenta hará lo demás. Las leyes naturales tienen por objeto la promoción de la salud, y si no se las quebranta mantendrán al organismo en condiciones normales. La dificultad está en que la moderna «civilización» nos ha alejado tanto de la Naturaleza, que nuestros naturales impulsos y tendencias se han amortiguado al extremo de no oír su voz. El único medio eficaz es retornar a la Naturaleza; quien viva todo lo naturalmente posible recibirá la recompensa que aquella otorga a cuantos le permanecen fieles.

Nuestro libro: *Hatha Yoga* expone el concepto yoguistico de la vida natural; afirma éste que una suprema Inteligencia penetra toda vida; que toda ley natural es divina, y que se la debe obedecer y respetar bajo pena de castigo.

Exhortamos al terapeuta psíquico a que cumpla su deber de instruir al enfermo referente a las leyes del recto pensamiento y de la recta conducta. Este libro no está destinado a repetir las instrucciones contenidas en el *Hatha Yoga,* sino a complementarlas, de suerte que quienes quebrantaron las leyes de la naturaleza, y sufren, sepan cómo restablecer su salud y proseguir, sin graves contratiempos, por el camino de la Vida.

El terapeuta psíquico ha de ser además un instructor y educador de los enfermos, pues así hará de su profesión un divino y sagrado ejercicio en vez de un chapucero remendón de cuerpos. Si persiste en este ideal, su labor será sumamente placentera y se verá coronada por el éxito. Recuerde el terapeuta el capital principio de la confraternidad humana, y tenga en cuenta que su obra en el mundo ha de ser la de predicar el evangelio de salud y vigor y conducir a sus hermanos por el camino de retorno a la Madre Naturaleza, de cuyo seno se alejaron.

3. LA MENTE INSTINTIVA

En nuestra obra: *Catorce lecciones sobre Filosofía yogi* tratamos de los diversos aspectos de la mente, y entre ellos de la mente instintiva que gobierna y rige las funciones del organismo físico. La mente instintiva nunca duerme, y cumple sus deberes mientras las facultades racionales se aquietan en el descanso y el sueño.

La constante obra de digestión, asimilación, desasimilacióm circulación de la sangre, reconstitución de las células y funcionamiento de todos los órganos, está a cargo de la mente instintiva la cual actúa en un plano inferior al de la conciencia vigílica.

Lo más admirable del organismo humano se efectúa en este plano de la mente, sin que, por lo general, nos percatemos de ello.

La mente instintiva no solamente actúa en el cerebro, sino también por medio del sistema nervioso. El plexo solar y la médula espinal son importantes centros de su actuación.

La mente instintiva es capaz de influir en la mente consciente; esta influencia puede ser favorable o adversa, según sean favorables o adversas las «sugestiones» que le transmita la mente consciente.

En el capítulo que trata de la sugestión damos algunos ejemplos de la influencia de la mente en las funciones fisiológicas, cuando la mente consciente transmite sugestiones a la instintiva y ésta las obedece.

Muchas personas enfermaron a causa de siniestras sugestiones que su conciencia aceptó y transmitió a la mente instintiva. Por el contrario, hubo enfermo que recobró la salud al aceptar y transmitir de igual manera saludables sugestiones. En ambos casos, la condición morbosa y el recobro de la salud resultaron del natural procedimiento con que la mente instintiva transfirió a las células, tejidos y órganos del cuerpo las sugestiones recibidas de la mente consciente.

No consideramos oportuno entrar a considerar las diversas teorías expuestas para explicar la existencia y actuación de la mente instintiva. Este libro tiene por objeto enseñar «cómo» se cura psíquicamente una enfermedad, y todo cuanto teóricamente necesita saber el terapeuta referente al procedimiento de curación, desde un punto de vista muy general. Caería fuera de propósito la prolija discusión de las teorías relativas a la mente o las especulaciones sobre la vida y lo que subyace en la vida. Creemos más conveniente tratar cada asunto de por sí, prescindiendo de sus conexiones con otros asuntos, pues así podrá el lector concentrar mayormente la atención en el tema que se considere.

La actuación de la mente instintiva en sus diversas modalidades aparecerá según adelantamos en el estudio de los tratamientos.

4. LA VIDA DE LAS CÉLULAS

Para comprender la Medicina Psíquica es preciso comprender previamente la naturaleza de la mente.

No solamente tiene la mente un número de planos de manifestación, sino que cada órgano del cuerpo posee una «mente orgánica», constituida a su vez por la «mente grupal» de cierto número de células, cada una de las cuales tiene su mente individual.

Esta idea parecerá algo extraña a quienes desconozcan los pormenores del asunto; pero es exacta no sólo para los yogis sino para quienes estén familiarizados con los recientes descubrimientos de la ciencia occidental.

Según expusimos en nuestra obra: *Catorce lecciones,* la filosofía yoguística enseña que el cuerpo humano está constituido por «diminutas vidas» o células, las cuales poseen una acción específica. Estas «vidas diminutas» poseen cierto grado de mentalidad, lo suficiente para que efectúen cumplidamente su cometido.

Sin embargo, las mentes celulares están subordinadas a la mente instintiva del individuo y obedecen sus órdenes, como asimismo las que reciben del intelecto.

Las células denotan inteligente aptitud para su respectiva labor. Ejemplo de su acción inteligente es la manera de extraer de la sangre las necesarias substancias nutritivas y rechazar las innecesarias o perjudiciales. Los procesos de las funciones orgánicas denotan la «mente» de las células. La curación de las heridas, y la presencia de las células en el punto donde conviene, son otros ejemplos conocidos de los biólogos, que demuestran la acción mental de las células.

El cuerpo humano está constituido por estos microscópicos seres. No sólo constituyen los tejidos blandos como el nervioso, el muscular y el conectivo, sino también los duros como el óseo y hasta el esmalte y el marfil de los dientes.

La forma de las células varía según la particular labor que están destinadas a realizar, y cada una de ellas es en rigor un individuo separado y más o menos independiente, aunque sujeto al gobierno local de la mente del órgano y al superior de la mente instintiva.

Las células actúan sin cesar y cada cual cumple su labor como disciplinado soldado. Unas células están en servicio activo y otras se mantienen en reserva, a la espera de algún llamado urgente. Unas se hallan fijas en determinado punto y otras van de una parte a otra en cumplimiento de su labor. Algunas actúan como barrenderos del organismo, cuyos desechos eliminan; mientras que otras llevan las substancias nutritivas a todos los órganos.

La vida colectiva de las células se ha comparado a una vasta y bien ordenada comunidad en que cada individuo desempeña su peculiar tarea en beneficio de la comunidad.

Para dar idea de la magnitud de esta comunidad, baste decir que tan sólo en la sangre existen 75.000 millones de células rojas, que son los ordinarios mandaderos del organismo. Las de las arterias llevan una carga de oxígeno tomada de los pulmones y la distribuyen por los diversos tejidos para vivificarlos y fortalecerlos. Las de las venas, en su viaje de vuelta cargan con los desechos del organismo. Como un buque mercante, las células rojas de la sangre llevan un cargamento en su viaje de ida y otro en el de vuelta.

Otras células prestan servicio de policía y protegen al organismo contra las bacterias y gérmenes morbosos que amenazan trastornarlo. Las células policías tienen instintos salvajes y usualmente se deshacen de los gérmenes intrusos devorándolos; pero si no pueden devorarlos independientemente, se congregan o agrupan varias de ellas y todas juntas acometen al enemigo y lo expulsan del organismo en forma de granos, tumores, forúnculos, etc.

Las células capacitan al organismo para llevar a cabo su obra de incesante regeneración. Cada parte de nuestro cuerpo está de continuo reparada por nuevo material. Y las células realizan esta obra. Millones de estas diminutas operarías se mueven constantemente de un lado a otro o están fijas en un punto, para renovar los tejidos desgastados y eliminar los desechos resultantes.

Cada célula del cuerpo, por humilde que sea su función, conoce instintivamente lo necesario para su vida propia y en común. Se nutre y se reproduce por segmentación al aumentar de tamaño. Parece como si tuviera memoria, y en muchos aspectos manifiesta consciencia.

No consideramos necesario profundizar este asunto, pues basta lo dicho para comprender que las células son «seres vivientes» capaces de obrar conscientemente.

Las células constituyen los tejidos de que se forman los órganos, y están agrupadas en colectividades combinándose sus mentes con otra mente superior aparte de su independiente acción mental.

Por ejemplo, los millones de células constituyentes del hígado tienen una mente común, a la cual podemos llamar «mente hepática» que actúa como una entidad, aunque siempre sujeta al gobierno de la mente instintiva. Esta circunstancia es importantísima con relación a la Medicina Psíquica, cuyo capital principio depende de que todos los órganos del cuerpo, por medio de su respectiva mente, caigan bajo el gobierno y dirección de la conciencia mental del individuo.

Según dijimos, cada célula forma parte de un grupo celular y cada grupo forma a su vez parte de otro superior, y así sucesivamente hasta constituir una vasta confederación de grupos celulares bajo el gobierno de la mente instintiva.

Las mentes individuales de toda la confederación se combinan bajo el gobierno de la mente instintiva, y al propio tiempo hay agrupaciones cada vez menores hasta llegar a la célula individual. Esta confederación celular es maravillosamente sorprendente.

Uno de los deberes de la mente instintiva consiste en gobernar dicha confederación celular, cumpliendo por lo general muy bien su cometido, a no ser que intervenga el intelecto que a veces le envía temerosos pensamientos y la desmoraliza. El intelecto se empeña en alterar el orden establecido en el organismo, introduciendo hábitos extraños que perturban y desordenan a los grupos de células, las cuales suelen sublevarse contra la insólita injerencia.

A este propósito reproducimos el siguiente pasaje de nuestro libro: *Hatha Yoga:*

«A veces parece que alguno de los menores grupos de células, y en ocasiones también los mayores, se declaran en huelga y se rebelan contra la desusada e impropia labor que de ellas se exige o por falta de la necesaria nutrición. Las células se portan entonces como harían los obreros en análogas circunstancias, y esta analogía sorprende al investigador..

«La huelga revolucionaria se extiende si la cosa no se arregla y aunque parezca arreglada, las células vuelven al trabajo de mala gana, y en vez de realizar su labor lo mejor que saben, hacen lo menos posible y aun la que más les agrada. El restablecimiento de las condiciones normales mediante la apropiada nutrición reanudará su ordenado funcionamiento, y la vuelta a la normalidad se apresurará si la voluntad del individuo imparte órdenes directas a los grupos de células. Es admirable cuan pronto pueden restablecerse de este modo el orden y la disciplina».

La ciencia ha demostrado la verdad de las antiguas enseñanzas de los yogis, que afirmaban que toda enfermedad es una enfermedad celular, de donde se sigue que si podemos gobernar las células perturbadas, habremos resuelto el problema.

Dicho gobierno puede adquirirse de muchas maneras según veremos en los siguientes capítulos.

5. LAS TRES MODALIDADES DE LA MEDICINA PSÍQUICA

Son las siguientes:

1º Medicina pránica o tratamiento por medio de la transmisión de prana, o fuerza vital, a las partes afectadas, para estimular la actividad normal de células y tejidos, de suerte que expulsados del organismo los desechos se restablezca la condición normal.

En el mundo occidental se le llama a esta modalidad «cura magnética» y se han realizado de este modo muchas curaciones, aunque los terapeutas, si bien conocían prácticamente el método, ignoraban los principios en que se funda.

2º Medicina mental, que consiste en gobernar la mente de las células del organismo enfermo, ya por vía directa del operador, ya por medio de la mente instintiva del enfermo.

Esta modalidad incluye las llamadas en Occidente cura mental en presencia y en ausencia, cura por sugestión, cura psíquica, etc., así como varias formas religiosas de curación, que no son más que la cura mental disfrazada con el antifaz de enseñanza y teorías religiosas.

3º Medicina espiritual, que consiste en un tratamiento en que el terapeuta posee un alto grado de desenvolvimiento espiritual, y derrama la luz de su elevada mentalidad en la mente del enfermo, de suerte que bañado en una ola de altos pensamientos lo eleve temporáneamente a un plano superior de existencia.

Esta modalidad de curación no es tan común como pudiera creerse al escuchar a terapeutas y enfermos. Por lo contrario, es muy rara y únicamente la poseen terapeutas de categoría superior. Muchos que se figuran poseerla, no van más allá de emplear los ordinarios métodos de la cura mental y no tienen la menor idea de en qué consiste la verdadera medicina espiritual. Sin embargo, ningún perjuicio acarrea en cuanto a los resultados obtenidos y solamente la mencionamos aquí para dar clara idea del asunto.

Conviene advertir que todas las modalidades de Medicina Psíquica están fundamentadas en la curación mental, y aun la misma medicina pránica es de índole mental, porque al fin y al cabo el prana es energía mental según luego veremos.

La enfermedad o trastorno, es de naturaleza «física», pues se manifiesta en las células del organismo físico; y si examinamos el asunto con atención veremos que en realidad la dolencia física es un trastorno mental de las células afectadas, por lo que el único tratamiento eficaz es el que alcance a la mente de la célula y la restituya a la actividad normal. Esto puede efectuarse de varios modos, pero cualquiera que sea, será de índole mental, pues no es el modo, ni el medio, ni el método el que obra la curación sino la mente estimulada por el método. Ya trataremos más adelante estos puntos.

6. TRATAMIENTO PRÁNICO

Para comprender los principios fundamentales del tratamiento pránico, conviene conocer antes algo de lo referente a prana.

Dan los yogis el nombre de prana a la «fuerza vital» o energía existente en el cuerpo de todos los seres animados. También se la llama fuerza de vida.

Prana es de índole mental, porque es la energía de la Mente suprema del universo; pero a fin de evitar distinciones metafísicas en este libro, seguiremos la ordinaria costumbre de considerar a prana como una cosa independiente, así como lo hacemos con la mente y la materia.

Enseñan los yogis que prana es un principio universal que llena todo el espacio, y que con la mente y la materia constituyen la trina manifestación de lo Absoluto.

Prescindiendo de las modalidades de prana llamadas electricidad, calor, luz y magnetismo, considerémosla como fuerza vital, única de que hemos de tratar en este libro.

Prana es la fuerza que produce la actividad del cuerpo, que posibilita sus movimientos y funciones y mediante la cual se exterioriza la vida.

Ya describimos la naturaleza de prana en otros libros y no queremos incurrir en enojosas repeticiones.

Sin embargo, cabe decir brevemente que prana es el principio vital existente en el aire, en el agua y en los alimentos, de los que el organismo lo absorbe y utiliza en su funcionamiento [1].

El principio fundamental del tratamiento pránico deriva de que prana o fuerza vital puede transferirse de una persona a otra de diversos modos. El más usual y eficiente consiste en hacer con las manos varios pases sobre el enfermo, dirigiendo al mismo tiempo una corriente pránica a la parte afectada a fin de estimular los perezosos grupos celulares.

El prana así transmitido actúa en el paciente como un tónico, y lo vigoriza admirablemente, además de determinar una muy notable mejoría en su dolencia.

También puede transmitirse el prana al enfermo en forma de un enérgico pensamiento emitido por la mente del operador. Esta circunstancia no se ha mencionado en las obras que tratan del asunto, pero la consideraremos más extensamente en el próximo capítulo, pues en verdad muy notables curaciones pueden efectuarse por este método.

Se observará que no nos detenemos a discutir teorías. Lo hacemos de propósito porque deseamos que este libro contenga principalmente hechos concretos con sus correspondientes instrucciones, ya que la mayoría de las teorías sobre los fenómenos psíquicos están expuestas en otras obras nuestras. Desde los primitivos tiempos de la historia humana se conoce el método de curar a los enfermos por la imposición de manos, y es muy conjeturable que también se conociera en los tiempos prehistóricos, pues lo encontramos usado hoy día en los pueblos salvajes, como si derivara del instintivo convencimiento del hombre de poder curar las enfermedades por dicho método.

Los indos, egipcios, judíos y chinos de la antigüedad estaban perfectamente familiarizados con este método de curación. En las

---

[1] Véase al efecto nuestras obras: *Ciencia de la Respiración* y *Hatha Yoga.*

antiguas esculturas egipcias talladas en las rocas, aparecen los terapeutas imponiendo una mano en el estómago y otra en la espalda del enfermo; y los primeros exploradores de China refieren que análogas prácticas eran usuales en aquel país.

El Antiguo Testamento está lleno de ejemplos de esta modalidad de curación, y también hay otros casos mencionados en el Nuevo Testamento. Dícese que San Patricio curó en Irlanda la ceguera colocando las manos en los ojos del ciego. De San Bernardo se refiere que curó a once ciegos y dieciocho paralíticos en un solo día. Además, en Colonia curó a doce cojos, tres mudos y diez sordos, por imposición de manos. La historia de la primitiva iglesia abunda en ejemplos de esta índole, y prescindiendo de las leyendas que siempre acompañan a los casos auténticos, vemos que muchas curaciones se realizaron en aquellos tiempos por este medio.

Refiere la historia que Pirro, rey de Epiro, tenía el poder de curar el cólico y las enfermedades del bazo, tocando al enfermo. Por el mismo método curaba el emperador Vespasiano las enfermedades nerviosas, la ceguera y la parálisis. El emperador Adriano curaba la hidropesía aplicando al enfermo las puntas de los dedos. El rey Olaf curaba instantáneamente las enfermedades por imposición de manos. Los primeros reyes de Inglaterra y Francia curaban por toque el bocio y las enfermedades pulmonares. En Inglaterra había una enfermedad llamada «el mal del rey» porque creían las gentes que sólo podía curarla el toque del rey.

Plinio refiere que en la antigüedad hubo quienes curaban por el toque las mordeduras de serpiente. En Inglaterra causó mucho escándalo un sujeto llamado Greatraker, por curar enfermedades que hasta entonces se había creído que sólo era capaz de curar el toque del rey, y en consecuencia lo acusaron de pretender a la corona. En el siglo XVII un jardinero, llamado Levret, realizó maravillosas curaciones en las calles de Londres sin más que tocar a los enfermos. En 1817, un posadero siciliano, de nombre Richter, curó a millares de gentes por imposición de manos.

Así vemos que la cura pránica se ha conocido en toda época, y en todos los pueblos, y a quienes tenían sobrada confianza para efectuar curaciones, se les suponía dotados de virtud peculiar. Pero lo cierto es que esta virtud o «don» lo posee todo ser humano y lo puede manifestar quienquiera que tenga en sí mismo la necesaria confianza para probarlo, y bastante fervor para poner todo su corazón en la obra.

Los antiguos instructores yogis de hace veinticinco siglos, erigieron en ciencia el tratamiento pránico y algo de su conocimiento transpiró en todo el mundo. De estos antiguos yogis recibieron enseñanza los egipcios, que después establecieron escuelas propias. Los antiguos griegos aprendieron esta ciencia en India y Egipto, y por conductos egipcios la recibieron los hebreos y los asirios.

Los primitivos médicos griegos realizaban sus más notables curaciones por medio del masaje e imposición de manos, y el ejercicio de la medicina era en Grecia, como lo fue en otras naciones de la antigüedad, algo relacionado con el sacerdocio y con los misterios religiosos, a los cuales no tenía acceso el vulgo. Dice Hipócrates sobre el particular:

«El alma ve sin ojos las afecciones que sufre el cuerpo. Los médicos prudentes, aun entre los antiguos, sabían cuan beneficiosas para la sangre son las suaves fricciones hechas con las manos sobre el cuerpo.

»Creen muchos médicos expertos que es muy saludable el calor que fluye de las manos, aplicado al enfermo. Este remedio es tan eficaz en las dolencias repentinas como en las habituales, y se han curado así varias especies de debilidad por sus renovadores y vigorizantes efectos.

»Mientras yo friccionaba de esta suerte a los enfermos, me parecía como si las manos tuviesen la propiedad de aliviar el dolor y extraer las impurezas de la parte afectada, al colocar mis manos con los dedos extendidos sobre el punto enfermo.

»Así es que algunos médicos doctos saben que se puede curar a un enfermo por medio de ciertos ademanes y contactos, es decir, que también la salud puede contagiarse como la enfermedad».

Esculapio trataba las enfermedades echando el aliento en las partes afectadas y percutiéndolas con las manos. Los sacerdotes de los antiguos druidas realizaban curaciones por este mismo método el que formaba parte de sus ceremonias y ritos religiosos. Tácito, Vopisco y Lampoidio, refieren lo que dejamos dicho de los druidas y dan admirable testimonio de los «dones» que poseían.

Los anales de la Edad Media están llenos de análogos relatos de prodigiosas curaciones realizadas por la imposición de manos, y las iglesias eran el lugar donde solían realizarse las curaciones. Van Helmont, que floreció en el primer tercio del siglo XVII, parecía estar enterado de los principios del tratamiento pránico, porque dice:

«El magnetismo actúa por doquiera y nada hay nuevo en él salvo el nombre. Sólo es paradójico para quienes todo lo ridiculizan y atribuyen al poder de Satanás cuanto son incapaces de explicar».

Por la misma época un escocés llamado Maxwell, enseñó análogos métodos de curación. Creía en la existencia de un espíritu vital que llenaba el universo entero y que el hombre podía aprovechar en la curación de las enfermedades.

En 1734, un sacerdote, el Padre Hehl, enseñó que existía un «fluido universal» que podía emplearse en la curación de las enfermedades. Realizó maravillosas curas, pero fue excomulgado bajo la inculpación de satanismo y herejía.

Mesmer enseñó la teoría del magnetismo animal y efectuó muchas curaciones con su ayuda mediante el uso de las manos. Dejó varios discípulos que aquistaron famosa notoriedad, entre ellos, el marqués de Puysegur.

En Alemania obtuvieron mucho favor las doctrinas de Mesmer, especialmente en Bremen. El gobierno de Prusia tomó vivo interés en el asunto y estableció un hospital para la curación de enfermedades por el tratamiento magnético. Varios gobiernos de Europa promulgaron severas leyes que sólo permitían a los médicos el ejercicio de la cura magnética.

Así, de país en país, cundió la nueva práctica mesmérica, y aunque posteriormente muchos médicos se declararon contra ella y lograron que el poder civil la prohibiera, todavía subsisten en diversas modalidades y bajo diferentes teorías. Durante los primeros años del siglo XX logró gran predicamento en los Estados Unidos e Inglaterra, donde se establecieron varias escuelas de cura magnética fomentadas por el formidable empuje que tomaron las doctrinas del «Nuevo Pensamiento».

Muchas teorías se han derivado del mesmerismo, desde las escuetamente materialistas hasta las de matiz religioso; pero no obstante las teorías, prosiguió la práctica y se efectuaron notables curaciones. La imposición de manos entraba por mucho en todas estas modalidades de curación a pesar de los diversos nombres y teorías de sus respectivas escuelas.

Muchos se figuran que el tratamiento magnético, sólo puede ser practicado por individuos especialmente dotados. Pero no es así, porque todo ser humano puede efectuar el tratamiento magnético; y aunque unos poseen mayor eficacia que otros, por razón de su mayor adaptabilidad, todos pueden cultivar y desenvolver esta facultad.

No dedicaremos mucho espacio a la teoría del tratamiento pránico, porque todos los métodos de curación que emplean la imposición de manos son pránicos a pesar de sus opuestas teorías y diversos nombres. Pero algo diremos acerca de las fundamentales ideas referentes a este tratamiento.

La fuerza vital es una modalidad de prana, que rige todas las acciones fisiológicas del cuerpo humano, como la circulación de la sangre, los movimientos de las células y toda moción de que depende el funcionamiento del cuerpo físico, que sin fuerza vital no tendría movimiento, ni acción, ni vida. Algunos la llaman «fuerza nerviosa» pero es lo mismo que llamarla fuerza vital. Es la fuerza que por impulso de la voluntad surge del sistema nervioso cerebro espinal para mover los músculos.

No es necesario discutir la verdadera naturaleza de la fuerza vital, porque nos llevaría a considerar otros aspectos del asunto. Basta para nuestro propósito saber que la fuerza vital existe y puede emplearse en la curación de las enfermedades. El más aventajado electrotécnico desconoce la verdadera naturaleza de la electricidad y, sin embargo, conoce las leyes de su acción siendo capaz de emplearla admirablemente.

Lo mismo sucede con la fuerza vital, pues para conocer su verdadera naturaleza y origen sería necesario conocer la verdadera naturaleza y erigen del universo. Sin embargo, el hombre utiliza la fuerza vital en todos los momentos de su vida y puede emplearla también en la curación de los enfermos.

El hombre absorbe fuerza vital de los manjares que come, del agua que bebe y del aire que respira. Asimismo extrae energía mental del gran depósito de esta índole de energía cual es la suprema Mente universal. En nuestros libros titulados: *Ciencia de la Respiración,* y *Hatha Yoga* tratamos extensamente de ese asunto y todo terapeuta debiera saber lo expuesto en dichos libros.

La fuerza vital se almacena en el cerebro y en el plexo solar, de cuyos centros fluye por los nervios para satisfacer las necesidades del organismo. Cada nervio está constantemente cargado de fuerza vital que se renueva según se va consumiendo, y parece un «alambre viviente» por donde circula la fuerza vital. Además, las células todas contienen siempre más o menos cantidad de prana en su modalidad de fuerza vital.

Robusto y sano está quien posee una buena cantidad de fuerza vital que circula por todo el organismo, lo estimula, lo activa, lo envuelve y lo rodea como una especie de aura que pueden notar cuantos se ponen en contacto.

Por el contrario, quien no tiene suficiente fuerza vital anda mal de salud y no podrá restablecerla hasta que posea la necesaria fuerza vital.

Aunque los médicos reconocen la existencia de la fuerza vital, por más que discrepen en las teorías referentes a su naturaleza, sostienen que no puede trasponer los límites del sistema nervioso del individuo. Pero esta opinión resulta contradicha por la positiva experiencia de millares de personas que *saben* que la fuerza vital, prana o magnetismo, como se le quiera llamar, se puede transferir al organismo de otra persona para fortalecerlo y vigorizarlo.

Muchos de los partidarios y ejercitantes de este tratamiento de curación han confundido a las gentes llamándole «cura magnética», siendo así que nada hay de magnetismo en la fuerza vital, pues ésta deriva de fuente muy diferente, aunque en último término todas las formas o modalidades de energía derivan de la única y suprema Energía universal.

La fuerza vital desempeña su peculiar función en la economía de la Naturaleza. Esta función es completamente diferente de la del magnetismo como así mismo de las demás modalidades de energía, pues tiene peculiares características.

Todo ser humano posee fuerza vital en mayor o menor grado. Todos pueden acrecentarla y transmitirla a otros para curar las enfermedades; es decir, toda persona es un terapeuta potencial. Mucho se ha discutido referente a si hay quienes tienen la virtud de curar las enfermedades mediante la imposición de manos. Lo cierto es, que dicha virtud está latente en todo ser humano y sólo se necesita de perseverante confianza para actualizarla.

La clave del tratamiento pránico está en llenar las células de la parte afectada con nueva provisión de fuerza vital, a fin de que recobren la actividad normal.

7. PRÁCTICA DEL TRATAMIENTO PRÁNICO

El uso de las manos para la curación de las enfermedades parece instintiva en el hombre.

Cuando un chiquillo se lastima al caer y recurre a su madre deshecho en llanto, lo primero que hace la madre es poner la mano sobre la parte lastimada y acariciarla diciendo: «Sana, sana, si no sana hoy sanará mañana. Vaya, vete a jugar que no ha sido nada». Y el chiquillo trueca las lágrimas en risas y se marcha contento como si no hubiera recibido daño.

Desde luego que todo esto ocurre cuando la contusión o herida es de muy poca importancia, pero al chiquillo le parece mortal, y de aquí el efecto psíquico de la imposición de manos, que desvanece el imaginario temor.

Cuando alguien se da un golpe, enseguida se pasa la mano por el punto lastimado y le parece que así calma el dolor. Muy frecuente es el alivio del dolor de cabeza por la aplicación de las manos. Estos sencillos toques, de índole casi instintiva, son la base de la práctica del tratamiento pránico, cuya extrema sencillez dispensa de toda instrucción, aunque expondremos los mejores procedimientos comprobados por la experimentación, que son los siguientes:

1° Transmisión de la fuerza vital por medio de la mirada.

2° Transmisión de la fuerza vital por medio de las manos, en forma de pases.

3° Transmisión de la fuerza vital por medio del aliento.

Los procedimientos son igualmente eficaces, y cada uno de ellos puede emplearse en combinación con los otros dos.

Como quiera que la transmisión de la fuerza vital se efectúa en gran parte por medio de la mente, y siendo la mirada un conducto muy a propósito para transmitir energía mental, se infiere que ésta puede emplearse ventajosamente para transmitir la fuerza vital con fines curativos. Cuando se efectúan pases sobre la parte afectada, notará el operador que puede intensificar el efecto de éstos si mira intencionalmente la parte del organismo que está tratando y concentra sobre ella su pensamiento y voluntad, deseando transmitir la fuerza vital a la parte enferma, a fin de fortalecer la células de suerte que cumplan debidamente su obra.

Muchos operadores se valen, con excelentes resultados, del aliento durante el proceso de curación. Al efecto respiran sobre la parte afectada en la que el calor del aliento parece producir un efecto muy estimulante. También suelen calentar con el aliento un pedazo de franela que aplican directamente a la parte afectada, como si fuese un fomento, porque retiene muy bien el calor. Más adelante hablaremos de estas modalidades.

Pero el método más a propósito para transmitir la fuerza vital en este tratamiento es el empleo de pases con las manos y otras manipulaciones.

Para efectuar los pases se colocan las manos muy separadas, con los dedos extendidos y abiertos. Estando el enfermo sentado, le coloca el operador las manos por encima de la cabeza, y poco a poco las va pasando por delante hasta llegar con un movimiento de arrastre cerca de las rodillas. Hecho el pase, sacude el operador los dedos como si quisiera soltar de ellos gotas de aguas, y enseguida pasa las manos hacia arriba *con los dedos juntos,* por uno y otro lado del enfermo, con las palmas de las manos de cara a los lados. Cuando el pase alcance por encima de la cabeza del enfermo se vuelven a bajar frente a él con los dedos extendidos.

Si el operador mantiene la idea de que está bañando al enfermo en un flujo de fuerza vital dimanante de la punta de los dedos, pronto adquirirá la necesaria soltura de movimiento, aunque cada operador tiene su peculiar e instintiva manera de efectuar los pases. El movimiento descendente de las manos o pases hacia abajo apacigua al enfermo, mientras que el movimiento ascendente o pases hacia arriba lo estimula y activa.

El operador ha de familiarizarse con los diversos movimientos a fin de no aparecer inhábil cuando trate a un enfermo deseoso de sosiego. La familiaridad con los movimientos infunde una confianza que no puede adquirirse de otro modo y deja la mente del operador libre de preocuparse de pormenores, de suerte que puede concentrar toda su atención en el tratamiento.

Los pases longitudinales se efectúan de arriba abajo a lo largo de la parte afectada, según hemos dicho, y nunca de abajo arriba.

Repetiremos que el operador ha de mantener la idea de que por las puntas de sus dedos fluye una corriente de fuerza vital, y así han de estar los dedos separados y las palmas hacia abajo. Los pases descendentes se han de hacer con los dedos separados, y los ascendentes con los dedos juntos y el movimiento por uno y otro lado del sujeto.

No hay regla fija en cuanto a la distancia a que se han de dar los pases, pues depende del instinto de cada operador, quien por práctica llegará a apreciar la justa distancia, que en unos rasos habrá de ser menor que en otros.

Sin embargo, cabe afirmar en términos generales, que los pases lentos a la distancia de 7 a 9 centímetros del cuerpo producen una sensación de bienestar, sosiego y consuelo. Los pases algo menos lentos a la distancia de unos 30 centímetros tienen efecto estimulante y determinan en las partes afectadas una sensación de actividad y energía. Si se hacen los pases rápidamente y con mucho vigor a la distancia de unos 60 centímetros del cuerpo, el efecto es todavía más estimulante, pues activan la circulación y desperezan los entumecidos órganos.

Se llaman pases transversales los que se hacen en sentido perpendicular al cuerpo del enfermo o de la parte afectada. Al efecto, se vuelven las manos de modo que las palmas miren a los lados y hacia fuera en vez de hacia dentro. Esta posición de las manos requiere cierta flexibilidad en el juego de las muñecas, pero no tardará en dominarse la actitud. El movimiento ha de ser de arrastre o barredera hacia uno y otro lado por delante de la parte afectada o de todo el cuerpo según el caso, y en el movimiento de retroceso se invierte la posición de las manos de modo que las palmas quedan una frente a otra. Los pases transversales son muy eficaces para descongestionar un órgano o parte del cuerpo, y conviene dar estos pases antes de los longitudinales.

En algunos casos produce buenos resultados el método de presentación palmar, que consiste en poner la palma sólo de la mano derecha frente a la parte afectada a la distancia de unos 15 centímetros o algo más cerca y mantenerlas en dicha posición durante cinco minutos. Tiene estimulante y vigorizador efecto.

Análogo a este método es el de la presentación digital que consiste en dirigir los dedos extendidos de la mano derecha hacia la parte afectada, como señalándola a la distancia de 15 centímetros y mantenerse en esta posición durante cinco minutos o el tiempo, necesario para que el operador note que la fuerza vital fluye de las puntas de sus dedos y se derrama en la parte afectada. Este método da muy buen resultado en algunos casos.

Una variedad de la presentación digital es la de índole rotatoria que consiste en imprimir a la mano derecha, una vez colocada según antes se dijo, un movimiento giratorio a la distancia de 60 centímetros en el sentido de las agujas de un reloj. Tiene muy estimulante efecto.

Otra variedad es la perforación, que consiste en mover los dedos, también a la distancia de 60 centímetros, como si se abrieran agujeros en el cuerpo del enfermo. Este movimiento es asimismo muy estimulante y pone en actividad los órganos perezosos o congestionados, produciendo además una sensación de calor en la parte afectada.

Conviene advertir que la fuerza empleada en las diversas modalidades de presentación es muy variable. La más suave es la presentación palmar y siguen en grado creciente la digital, la rotatoria y la perforante.

En algunos casos se obtienen excelentes resultados mediante la simple aplicación de manos, sobre la desnuda parte afectada y mantenerlas así durante breve rato. Enseguida, se quitan las manos, se restriegan las palmas una contra otra y se vuelven a colocar. Se repite la operación varias veces hasta notar mejoría. Es un método muy a propósito para curar el dolor de cabeza y muchas otras dolencias tales como las neuralgias.

La percusión es una modalidad de tratamiento muy eficaz para regularizar la circulación. Su efecto es sedante y conviene terminar el tratamiento con este método.

Se aplica la percusión situando las plantas de los dedos en suave contacto con la parte afectada, moviéndolos delicadamente hacia abajo y hacia fuera, en una sola dirección, sin que el peso de la mano cargue sobre el cuerpo del enfermo. Un poco de práctica bastará para dominar este movimiento.

Si fuera necesario percutir todo el cuerpo del enfermo, el tratamiento se dividirá en dos partes, a saber:

1º desde la cabeza hasta la cintura,

2º desde la cintura hasta los pies.

En el tratamiento general por percusión se ha de conceder mayor solicitud al pecho y al abdomen, con objeto de estimular los órganos de ambas regiones y equilibrar su magnetismo.

El frotamiento es un antiquísimo método de transmitir fuerza vital que ha sido practicado en todo tiempo. En su obra titulada: *Medicina de los egipcios,* refiere Alpini que los sacerdotes egipcios empleaban el frotamiento en la curación de las enfermedades crónicas.

Hipócrates encomia grandemente este método y debió de emplearlo con frecuencia, pues dice sobre el particular:

«El médico debe saber muchas cosas y no ha de ignorar los beneficiosos efectos del frotamiento, cuya aplicación produce el relajamiento de las articulaciones rígidas y fortalece y entona las relajadas».

Hace cerca de dos mil años, Celso, fue un entusiasta defensor del frotamiento, al cual dedica mucho espacio en sus libros e incidentalmente demuestra que ya se practicaba mucho antes de su época.

En Roma, el frotamiento era un método empleado preferentemente por los patricios para mantenerse en saludable condición, y hoy día lo siguen practicando las clases acomodadas con el moderno nombre de masaje.

El médico griego Alejandro de Tralles, que floreció en el siglo VI, incorporó a su práctica terapéutica el «frotamiento místico» en cuyos secretos estaba iniciado, y afirma que favorece la eliminación de las sustancias morbosas, calma el sistema nervioso, facilita la transpiración, apacigua las convulsiones y tiene eficacia en gran número de dolencias. Escribió mucho sobre el asunto y coincidió con Hipócrates en afirmar que el «secreto del frotamiento» sólo debía comunicarse a los elegidos y jamás al vulgo.

Pedro Borel, médico de Luis XIII de Francia, refiere que un tal Degoust, curial de los tribunales de Nimes, curó a muchos paralíticos frotándole los miembros lisiados.

Hoy día[2], el masaje es un tratamiento muy popular que tiene en gran predicamento la nueva escuela de osteopatía.

En ambos tratamientos, aparte de la particular virtud que se atribuyen los respectivos operadores, resulta el beneficio de la transmisión de fuerza vital al enfermo, tanto si el operador conoce como si ignora la realidad de esta transmisión.

En el frotamiento para estimular las partes afectadas, el operador debe manipular muy suavemente, pues la presión no es oportuna ni necesaria, ya que la eficacia no radica en el frotamiento, sino en la transmisión de la fuerza vital.

Para aplicar el frotamiento el operador se vale de la palma de la mano y de la parte inferior de los dedos, de modo que las puntas

---

[2] Hay que tener en cuenta que el autor escribía esta obra a principios del siglo XX (Nota del editor).

queden vueltas hacia atrás. Los operadores que tengan muy carnosa la parte inferior del pulgar podrán valerse con mayor eficacia de la palma de la mano en este tratamiento. Se ha de frotar siempre hacia abajo. Algunos operadores difieren levemente del movimiento antes indicado, pues ejercen una ligera presión con las yemas de los dedos a que sigue la presión de la palma de la mano. Cada cual puede adoptar el procedimiento que más conveniente le parezca, pues mientras unos operadores aseguran que obtienen excelentes resultados del empleo de las yemas de los dedos, otros evitan cuidadosamente esta manipulación. La discrepancia estriba en que cada operador nota que transmite mejor la fuerza vital con su particular modalidad de tratamiento.

Gran número de operadores afirman que es muy eficaz el método de frotamiento rotatorio, consistente en frotar circularmente la parte afectada con la mano y dedos, en el sentido de las agujas del reloj. Este movimiento favorece la actividad celular y resulta muy eficaz en los casos de atonía y congestión.

Otra forma o modalidad es el amasamiento, de mucho provecho en los casos de rigidez muscular y reumatismo. Consiste en sobar los músculos como si se amasara una pasta, pudiendo ser superficial, palmar y digital.

El amasamiento superficial consiste en pellizcar el músculo entre los dedos pulgar e índice y soltarlo después del pellizco. Se emplean las dos manos en esta operación, de modo que cuando una pellizque, la otra suelte, recorriendo así alternativamente toda la superficie o región del cuerpo que se haya de tratar. Es in tratamiento muy estimulante y a propósito para activar la circulación de la sangre.

El amasamiento palmar se efectúa con toda la mano. El operador agarra el músculo con la palma de la mano, manteniendo juntos los dedos y el pulgar apartado hacia afuera de modo que no intervenga en la operación. Se retiene firmemente el músculo, aunque sin hacer mucha fuerza, procurando que no se deslice y se le amasa profundamente, pero cuidando de no lastimarlo.

Hay muchas variedades de amasamiento palmar que el operador irá aprendiendo con la práctica, pues notará que sus manos están «vivas» y por instinto acertará con la mejor manera de infundir en el enfermo esta «vida».

El amasamiento digital consiste en agarrar o pellizcar el músculo entre el pulgar y el dedo medio, frotándolo suavemente contra el hueso o contra el músculo vecino.

El tratamiento de percusión en las cinco variedades siguientes, conviene siempre que sea necesario estimular la parte afectada. En este tratamiento la muñeca del operador ha de estar muy ágil y flexible, pues de nada serviría si estuviese rígida, porque la percusión ha de ser elástica, a manera de muelle, evitando todo envaramiento de la mano.

La primera variedad de percusión consiste en golpear la parte afectada con el puño medio cerrado de suerte que el metacarpo y las puntas de los dedos cerrados se pongan en contacto con el músculo.

La segunda variedad de percusión consiste en un movimiento de cortadura. Con la mano abierta y los dedos juntos se golpea el músculo como si la mano fuera un tajante, de modo que la percusión se hace con el costado del dedo meñique, pero el impulso lo da toda la mano.

La tercera variedad de percusión consiste en abofetear el músculo con la mano abierta y los dedos rígidos.

La cuarta variedad de percusión consiste en golpear el músculo con la mano ahuecada, como cuando se aplaude en el teatro de modo que el aplauso produzca un sonido hueco. La práctica perfeccionará al operador en este movimiento.

La quinta variedad de percusión consiste en golpear el músculo con la punta de los dedos juntos como si tocara el tambor. Se emplean alternativamente ambas manos.

Otro método de transmitir la fuerza vital es el tratamiento vibratorio, que consiste en colocar firmemente los dedos sobre la parte del cuerpo que se ha de tratar e imprimirles un movimiento vibratorio. Esta operación es al principio muy difícil, pero una vez dominada resulta eficacísima, pues el enfermo nota como si pasara por su cuerpo una corriente eléctrica.

Si el tratamiento vibratorio se aplica acertadamente, las vibraciones penetran en la parte tratada, de modo que si se coloca la otra mano sobre el cuerpo del enfermo se perciben las vibraciones.

Para adiestrarse en este tratamiento se coloca un vaso de agua sobre una mesa, y se aplican a ella los dedos en la forma indicada, como si fuera el cuerpo del enfermo. Se conoce la exactitud del movimiento vibratorio cuando el agua del vaso se agita sin ladearse del centro. Conviene aprender detenidamente este tratamiento, porque una vez dominado tiene su aplicación admirable eficacia.

El tratamiento respiratorio es también antiquísimo, pues se remonta a los tiempos prehistóricos. Aonobe dice que los egipcios lo usaban con feliz éxito en la curación de varias enfermedades, y algunos afirman que era mucho más eficaz que la percusión o la imposición de manos. Mercklin, en su obra titulada: *Tractatus Medicophycis* refiere el caso de un niño que en apariencia muerto, volvió a la vida por efecto de las respiraciones que sobre su rostro hizo una anciana. Borel refiere el caso de un criado que parecía muerto a quien su amo volvió a la vida por medio del aliento, y añade sobre el particular: «¿Tiene algo de sorprendente que el aliento de un hombre produzca tal resultado, cuando el Génesis nos dice que Dios infundió con su aliento la vida en el cuerpo de Adán? Parte de este divino aliento puede hoy día devolver la salud a los enfermos».

También refiere Borel que en su tiempo, allá por el año 1650, había en la India una secta que curaba las enfermedades por el método de la respiración, y en el mismo país habitan actualmente algunos sacerdotes que al echar el aliento sobre un enfermo parece como si le infundieran nueva vida y vigor.

Dos métodos emplean los terapeutas en el tratamiento mediante la respiración. El primero es el de la insuflación cálida, que consiste en colocar sobre la parte afectada un trozo de lienzo muy limpio y acercar la boca de modo que el aliento suavemente exhalado no se difunda por el aire sino que caliente el lienzo hasta el punto de que el enfermo note el calor. También se puede soplar sobre el cuerpo del enfermo, a la distancia de unos tres centímetros, lo mismo que cuando en el rigor del invierno se sopla uno las manos para entrar en calor.

El segundo método consiste en fruncir los labios y echar el aliento desde una distancia de treinta centímetros como si se quisiera apagar una candela. Tiene efecto calmante, a veces puede producir adormecimiento y despeja la cabeza congestionada por el excesivo trabajo mental.

Algunos terapeutas prefieren el tratamiento de la mirada, que consiste en «pasear la vista» por la parte afectada de suerte que quede envuelta en los rayos visuales del operador.

A veces se transmite la fuerza vital por medio de un objeto material de fácil manejo, generalmente una prenda menuda de ropa, que el operador trata de antemano como si fuera la misma persona, hasta notar que el objeto está completamente cargado. Después se entrega al enfermo el objeto así pranizado, que va desprendiendo poco a poco la fuerza vital, la cual es asimilada por el enfermo.

Todo tratamiento ha de tener por epílogo el de percusión, que dejará al enfermo sosegado, lo cual es siempre necesario después de un tratamiento.

En resumen, la intuición, el buen sentido y la práctica del operador le enseñarán algo que sólo puede aprenderse por propia experiencia, pues no hay ni dos operadores que sigan exactamente el mismo método. Nadie tema obedecer en este punto a su intuición.

8. RESPIRACIÓN PRÁNICA

La respiración pránica desempeña importantísimo papel en el tratamiento pránico, porque es por su intermedio que se intensifica la cantidad de prana y se distribuye por las partes afectadas.

Se funda la respiración pránica en el incesante movimiento vibratorio que se observa en la naturaleza, pues nada hay en el universo que permanezca inmóvil. Desde el átomo al sol todo vibra, y si un solo átomo dejase de hacerlo, se perturbaría el equilibrio del universo. La energía actúa constantemente en la materia, produciendo los fenómenos de la vida.

Los átomos del cuerpo humano se hallan en constante vibración. Las células se renuevan sin cesar.

El ritmo es fundamental en el universo. El movimiento de los planetas alrededor del Sol, las mareas del océano y los latidos del corazón obedecen a la ley del ritmo. Todo crecimiento y mudanza evidencia esta ley, a la que está sujeto el cuerpo humano y las demás formas materiales.

En la comprensión de la ley del ritmo se funda en gran parte la teoría de la respiración pránica. Por coincidencia con el ritmo de los átomos del cuerpo absorbe el yogi gran cantidad de prana, que luego aprovecha para realizar su propósito.

El cuerpo que ocupamos puede compararse a un pequeño brazo de mar que penetra en la tierra, el cual aunque aparenta obedecer a leyes propias, está realmente subordinado al flujo y reflujo de las mareas del océano. El gran mar de la vida avanza y retrocede, se eleva y desciende, y nosotros respondemos a su ritmo y vibración. En condiciones normales recibimos la vibración y el ritmo del gran océano de vida y respondemos a su influjo; pero cuando la entrada del brazo de mar está obstruida por escombros, nos vemos privados de recibir los impulsos del Océano Madre, y la discordia se manifiesta en nosotros.

Habréis oído decir que si en incesante repetición rítmica se pulsara una nota de violín, pondría en actividad una serie de vibraciones que con el tiempo destruirían un puente. El mismo resultado amenaza cuando un regimiento de soldados cruza un puente, y en tales ocasiones se da siempre la orden de *romper el paso,* para evitar que la vibración destruya el puente y el regimiento.

Estas manifestaciones del movimiento rítmico darán idea del efecto de la respiración rítmica en el cuerpo humano. Todo el organismo recibe las vibraciones y llega a ponerse en armonía con la voluntad determinante del movimiento rítmico de los pulmones, y mientras dure tan completa armonía responderá fácilmente el cuerpo a las órdenes de la voluntad. Con el cuerpo así en acorde perfecto, el yogi no encuentra dificultad para activar la circulación de cualquier parte del cuerpo por mandato de la voluntad o en dirigir una corriente mayor de fuerza nerviosa a cualquier órgano para estimularlo y fortalecerlo.

De la misma manera, mediante la respiración rítmica el yogi se pone al unísono y es capaz de absorber y gobernar gran cantidad de prana que queda a disposición de su voluntad, y puede emplearla (y la emplea) como vehículo para transmitir pensamientos a otras personas y atraer hacia él a cuantos cuyos pensamientos están sintonizados con la misma vibración, de suerte que la respiración rítmica acrecentará centuplicadamente la eficacia de los tratamientos de curación.

Lo que debe intervenir principalmente en la respiración rítmica es la imagen mental del ritmo. Quienes conozcan algo de música tendrán idea de la medida de los tiempos. Los legos en el divino arte podrán adquirir la noción del ritmo observando el desfile de un regimiento.

Los yogis fundan la medida de su ritmo en la unidad correspondiente a los latidos de su corazón. El latido del corazón varía en las diferentes personas. La unidad del latido de cada persona le servirá de módulo en la respiración rítmica.

Obsérvese cada uno su latido normal poniendo los dedos sobre el pulso, y entonces cuente 1, 2, 3, 4, 5, 6; 1, 2, 3, 4, 5 y 6 hasta que el ritmo llegue a quedar bien fijo en la mente. Un poco de práctica fijará el ritmo de modo que se pueda reproducirlo sin dificultad. El principiante inhala generalmente durante unas seis pulsaciones, pero con la práctica podrá aumentar hasta su extremo límite este número.

La regla de los yogis en cuanto a la respiración rítmica se refiere, es que las unidades de inhalación y exhalación deben ser las mismas, mientras que las de retención deben ser la mitad del número empleado en la inhalación y exhalación.

El siguiente ejercicio de respiración rítmica se ha de dominar completamente, pues forma la base de muchos otros a que aludiremos más adelante.

Práctica de la respiración rítmica

1º Sentado, con el busto erguido, en cómoda postura, de manera que pecho, cuello y cabeza estén tan cerca de la línea recta como sea posible, con los hombros echados atrás y las manos cómodamente descansadas sobre las rodillas. En esta posición, las costillas soportan gran parte del peso del cuerpo y puede mantenerse cómodamente la posición. Los yogis han observado que no es posible obtener los mejores efectos de la respiración rítmica cuando el pecho está contraído y el abdomen saliente.

2º Inhalar poco a poco una inspiración completa contando seis pulsaciones.

3º Retener el aliento durante tres pulsaciones.

4º Exhalar lentamente por la nariz, contando seis pulsaciones.

5º Contar tres pulsaciones entre una y otra respiración.

6º Repetir el ejercicio varias veces, pero sin fatigarse.

7ºAntes de terminar el ejercicio, practíquese la respiración purificadora que limpiará y descansará los pulmones [3].

Después de un poco de práctica se podrá aumentar el tiempo de la inhalación y exhalación hasta que transcurran quince pulsaciones. En este aumento se ha de recordar que las unidades para retención y entre respiraciones deben ser la mitad de las unidades para la inhalación y exhalación.

No hay que exagerar el esfuerzo para aumentar la duración de la respiración; pero sí poner toda la atención posible para adquirir el ritmo, que es más importante que la longitud de la respiración. Practíquese y ensáyese hasta adquirir el compás del movimiento y *notar* casi el ritmo vibratorio como si el cuerpo fuese un sintonizado instrumento.

Requiere este ejercicio un poco de práctica y perseverancia; pero la satisfacción que se experimenta por el adelanto obtenido facilitará la tarea. Los yogis son muy pacientes y perseverantes y sus felices éxitos provienen en gran parte de la posesión de esas cualidades.

Instrucciones generales

Por medio de la respiración rítmica y el dominio del pensamiento es posible absorber gran cantidad de prana en forma de fuerza vital y transmitirla al cuerpo de un enfermo para estimular los órganos afectados y repeler las condiciones morbosas.

El operador ha de aprender a forjar una tan clara imagen mental de la apetecida condición, que logre sentir el flujo de fuerza vital circulante por sus brazos y manos hasta derramarse por las puntas de los dedos sobre el cuerpo del enfermo.

Empieza el terapeuta por respirar rítmicamente unas cuantas veces hasta establecer el ritmo y enseguida coloca las manos sobre la parte afectada sin oprimirla y a piel desnuda si es posible. En esta

---

[3] Véase a este propósito *La Ciencia de la Respiración*.

posición respira rítmicamente manteniendo de paso la imagen mental de que derrama prana en la parte enferma y la estimula y repele las condiciones morbosas, de la propia suerte que el derramar agua clara en un depósito de agua sucia con orificio de salida, acaba por contener agua limpia.

Muy eficaz es la imagen mental del funcionamiento de una bomba aspirante e impelente para sacar el agua, que en el caso actual será fuerza vital, y la inspiración y la espiración representarán los dos alternativos movimientos de la bomba.

De cuando en cuando se sacudirá el operador las manos, como si de ellas arrojara las morbosas condiciones extraídas del cuerpo del enfermo.

También conviene lavarse las manos después del tratamiento para evitar que en ellas quede algún vestigio de la enfermedad. Durante el tratamiento ha de fluir sobre el enfermo una continua corriente de prana, y el operador se ha de considerar como el instrumento, el aparato o la bomba aspirante que extrae prana del depósito universal y la derrama por su conducto en el enfermo.

Durante el tratamiento ha de respirar rítmicamente de cuando en cuando el operador, a fin de dar paso libre a la corriente de prana. La percusión digital durante el tratamiento beneficiará no poco al enfermo.

Si el tratamiento se prolonga demasiado, convendrá que el operador se autosugestione a fin de mantener recia la voluntad.

Estas instrucciones deben modificarse según las exigencias de cada caso, pues sólo entrañan los principios generales que pueden aplicarse en multitud de procedimientos; pero si bien se estudian y sobre ellos se reflexiona capacitarán al operador para realizar cuanto llevan a cabo los más famosos magnetizadores con sus embarazosos y complicados métodos. Utilizan inconscientemente el prana y lo llaman magnetismo, sin percatarse de que lograrían resultados doblemente eficaces si con su magnetismo combinaran la respiración rítmica.

9. TRATAMIENTOS PRÁNICOS

Preparación de manos

Se frotan vivamente las manos una contra otra durante unos cuantos minutos, y enseguida se cierran y abren varias veces rápidamente hasta que se note en ellas plenitud de vivacidad y energía.

Algunos practicantes de la cura pránica prefieren el tratamiento general, al paso que otros creen más beneficioso el tratamiento especial de las partes afectadas.

Sin embargo, es mejor el frecuente uso del tratamiento general, porque regulariza la circulación de la sangre, estimula músculos y nervios y activa las funciones con renovada energía, contribuyendo poderosamente al restablecimiento de las condiciones normales.

Tratamiento general

Se coloca el enfermo boca abajo, con una almohada bajo el pecho para que apoye cómodamente la barbilla, con los brazos colgantes a uno y otro lado. En esta posición el enfermo, le coloca el terapeuta dos dedos de modo que entre ambos quede la columna vertebral, y los va bajando suavemente de arriba abajo para observar si algún punto del recorrido está congestionado, o si hay alguna contracción muscular. Después se coloca el enfermo boca arriba y el operador le pasa las manos por todo el cuerpo para observar los puntos deficientes por contracción, flojedad, hinchazón, etc.

El operador ha de recordar muy bien cuáles son los puntos deficientes.

Después se vuelve a poner el enfermo boca abajo, y el operador le manipula suave y cuidadosamente todo el largo de un lado de la columna vertebral, deteniéndose en los puntos deficientes, y haciendo luego la misma manipulación en el otro lado. A continuación se le aplica al enfermo el tratamiento vibratorio en todo el espinazo, terminando con una suave percusión que producirá notable alivio.

Después se amasan los músculos del cuello y se da un ligero masaje en el pecho. Esta manipulación regula el riego sanguíneo del cerebro.

Acto seguido se manipulan primero los hombros y después los brazos, terminando con la percusión desde los hombros hasta la punta de los dedos.

Luego se manipulan el pecho y la espalda, terminando también con el tratamiento de percusión. El vibratorio se aplicará siempre que el operador lo juzgue necesario en beneficio del enfermo, y el de percusión a las partes sólidas del cuerpo en parecidas circunstancias.

Las piernas reciben el mismo tratamiento que los brazos, terminando siempre con la percusión.

Después de este tratamiento general se aplica a las partes afectadas el que parezca más eficaz según la índole de la enfermedad, siguiendo las instrucciones dadas en el capítulo precedente.

Un buen método es poner la mano derecha sobre el plexo solar y la izquierda en mitad de la espalda y dejar que la corriente de fuerza vital fluya durante unos cuantos minutos por el cuerpo del enfermo.

Si el enfermo se queja de mucho dolor, ha de frotarse el terapeuta vivamente las manos hasta calentárselas y enseguida poner la derecha sobre el punto dolorido y la izquierda en el opuesto, forjando entonces la imagen mental de que la corriente pránica calmará el dolor.

Durante el tratamiento general conviene que el operador ponga la mano derecha sobre el plexo solar del enfermo y la izquierda en medio de la espalda a fin de que fluya libremente la fuerza vital.

Estreñimiento

Esta dolencia se cura por el tratamiento general, seguido de la particular manipulación vibratoria en los puntos correspondientes al hígado y los intestinos. Conviene aplicarle al enfermo las manos como se dijo antes para que fluya libremente la fuerza vital. Se termina como siempre por la percusión. Procúrese que el enfermo beba suficiente agua, pues a veces el estreñimiento proviene de sequía orgánica [4].

Dispepsia

El mismo tratamiento que para el caso anterior sin otra diferencia que la corriente pránica ha de pasar por el estómago.

Diarrea

En el tratamiento de este trastorno digestivo se ha de suprimir la manipulación de amasamiento y demás masajes, limitándose el operador a una ligera percusión, hecha la cual procederá a regularizar la fuerza nerviosa en el nervio esplénico que a veces se comporta como un caballo desbocado.

Semejante tratamiento ejerce presión sobre dicho nervio y lo normaliza, sobre todo si la atención del operador se concentra en el nervio y le dirige mentalmente el enérgico mandato de que se normalice.

El mejor método de aplicar este tratamiento consiste en poner al enfermo boca arriba, mientras el operador sitúa las manos una en cada costado, de modo que los dedos toquen precisamente por debajo de las últimas costillas a uno y otro lado de la columna vertebral. Entonces se le levanta algunos centímetros, de suerte que el peso del cuerpo descanse en los dedos del operador formando una especie de arco, con los hombros y las nalgas sobre la cama. Se le ha de

---

[4] Véase a este propósito nuestra obra llamada *Hatha Yoga*.

levantar lentamente mientras relaje los músculos. Tras un descanso de quince minutos, si no ha desaparecido la dolencia se repite el tratamiento, el que siempre ha de terminar con la percusión. Por lo general la dolencia desaparece al primer tratamiento. El operador ha de concentrar la mente en el sujeto durante el tratamiento, enviándole poderosos pensamientos de sosiego.

Trastornos del hígado

Se aplica primero el tratamiento general y después el especial de manipulación de la región hepática con vibraciones sobre el punto en que radique el trastorno. Recuérdese que el tratamiento ha de terminar con la percusión.

Trastornos de los riñones

Análogamente al caso anterior, se aplica primero el tratamiento general y después el especial en la región de los riñones.

Reumatismo

Tratamiento general seguido de amasamiento de la parte afectada.

Neuralgia

Tratamiento general seguido de amasamiento de la parte afectada.

Impotencia o debilidad sexual

Tratamiento general y manipulación vitalizadora de la parte inferior de la columna vertebral.

Enfermedades de la mujer

Tratamiento general y manipulación vibratoria de los puntos afectados.

Observaciones

Los tratamientos anteriormente expuestos sólo sirven de guía general. El operador debe regirse por su intuición, que no le fallará si pone todo su interés en la curación, pues parece un don que la naturaleza concede a cuantos manifiestan vivos deseos de curar. La intuición se actualiza en todo operador sincero, quien entonces comprende el tratamiento mucho mejor de cuanto pudiéramos decir. Lo primero que ha de hacer el operador es dominar *todas* las formas de tratamiento descriptas en el capítulo anterior, de suerte que pueda efectuar todos los movimientos tan desembarazadamente, con tanta facilidad y soltura como se vale de las manos para comer y vestirse.

Cuando el operador haya adquirido esta destreza de movimientos y sean con él como una segunda naturaleza, se verá instintivamente impelido a usar ciertos movimientos y ademanes con preferencia a otros según el caso, y advertirá que de este modo puede satisfacer las exigencias de cada caso mucho mejor que siguiendo al pie de la letra las instrucciones dadas en un libro o por un práctico. Hay un sentido terapéutico como hay un sentido jurídico, según comprobará quien emprenda la obra de curación. Pero nadie olvide que es indispensable adiestrarse perfectamente en los movimientos y manipulaciones de cada tratamiento. Se puede practicar en algún pariente o amigo que se preste a ello. Unos cuantos minutos de ejercicio valdrá por centenares de páginas de información. Tenga el operador confianza en la divina energía de que es canal y logrará éxito feliz.

Curación a distancia

El prana coloreado por el pensamiento del operador puede transmitirse a personas lejanas que deseen recibirlo de este modo.

Tal es el secreto del tratamiento absentista o cura telepática, de la que tanto ha oído hablar el mundo occidental en estos últimos años.

El pensamiento del operador colorea su prana y proyectado en el espacio alcanza y penetra la naturaleza psíquica del enfermo. La proyección es invisible, y, como las ondas hertzianas, atraviesa todo obstáculo y encuentra a la persona sintonizada para recibirla.

Para tratar a un enfermo a distancia debe el operador formar de él una imagen mental, con lo cual establecerá la relación necesaria con el ausente. La curación a distancia es un proceso psíquico que depende de la imaginación del operador. El sentimiento de proximidad respecto al enfermo puede llegar a experimentarse con un poco de práctica; algunos lo experimentan a la primera prueba. Una vez establecida la relación, le dice el operador mentalmente al distante enfermo: «Te transmito una corriente de fuerza vital que te vigorizará y sanarás». Después ha de imaginarse que el flujo pránico sale de su mente a cada espiración de la respiración rítmica y que cruzando instantáneamente el espacio alcanza al enfermo y le devuelve la salud. No es necesario fijar de antemano la hora del tratamiento, aunque no hay inconveniente en fijarla. La condición receptiva del enfermo que esperanzado se abre al flujo de fuerza psíquica del operador lo sintoniza con éste para recibir sus vibraciones de doquiera las envíe.

10. TRATAMIENTO AUTOPRÁNICO

También es posible que uno mismo se aplique el tratamiento pránico con la misma eficacia que a otra persona. Al primer examen parece extraña semejante posibilidad, porque el principio fundamental del tratamiento pránico es que el operador transmite al enfermo una corriente de fuerza vital para remediar las deficiencias de las partes afectadas. Por lo tanto, si un mismo individuo es a la vez enfermo y operador, no se comprende cómo puede a un mismo tiempo estar falto de fuerza vital y proporcionarla.

Pero la duda se desvanece al considerar que el individuo puede extraer prana del inagotable manantial de energía del universo.

En efecto, afirman algunos investigadores que la deficiencia de fuerza vital consiste en que no está regularmente distribuida por el organismo a causa de algún estado de contracción o congestión, y que el procedimiento efectivo de la cura pránica se reduce a regularizar la distribución de prana por todo el organismo. Cualquiera puede aplicarse a sí mismo el tratamiento pránico.

Sin embargo, se requieren para ello ciertas condiciones, entre ellas la de estar familiarizado y ser diestro en los movimientos, ademanes y manipulaciones del tratamiento pránico, según expusimos en los capítulos anteriores.

Se empieza por respirar pránicamente para que los centros nerviosos se empapen de un nuevo flujo de fuerza vital y lo distribuyan por todo el organismo, mediante la aplicación del tratamiento general, a lo que debe seguir el tratamiento especial de las partes afectadas. Es admirable cuan fortalecido y animoso se siente el individuo después de este tratamiento.

Desde luego que uno mismo no puede manipularse tan desembarazadamente cemo manipularía a otra persona, pero la práctica y el ingenio harán maravillas. Si el individuo sigue las instrucciones consignadas en los capítulos anteriores tendrá a su disposición una poderosa fuerza de salud, que acaso desdeñe debido a su sencillez y naturalidad.

Hemos conocido a muchas personas que se aplicaron este tratamiento con resultados felices y no vemos motivo alguno que impida a los demás recibir el mismo beneficio. El mejor consejo que podemos dar es el de *poner desde luego en práctica el tratamiento de conformidad* con las instrucciones expuestas en los anteriores capítulos, sin descuidar los ejercicios respiratorios que son la base de todo tratamiento.

Las cosas más sencillas suelen ser las de mayor valía; pero desgraciadamente las desdeñamos por lo sencilla y naturales, y preferimos otras cosas no tan buenas pero que nos atraen por lo complicadas y extrañas.

Distribución de prana

Acostado en la cama con el cuerpo completamente relajado y las manos descansando sobre el plexo solar, se respira rítmicamente. Una vez establecido el ritmo, se manifiesta la *firme voluntad* de que a cada inspiración entre en el organismo un flujo de prana extraído del inagotable depósito universal. El sistema nervioso recibirá el flujo de prana, y lo almacenará en el plexo solar. Después de cada espiración se ha de manifestar la también firme voluntad de que el prana almacenado en el plexo solar, se distribuya uniformemente por todos los órganos del cuerpo y los estimule, vigorice y fortalezca. Mientras el individuo manifiesta su voluntad de que a cada inspiración entre el flujo de prana y a cada espiración se distribuya uniformemente por todo el organismo, ha de forjar una imagen mental de la entrada de prana en los pulmones, de su almacenamiento en el plexo solar y de su distribución por todo el organismo. No es necesario esforzar mucho la voluntad, sino sencillamente ordenar lo que se desea producir y forjar la correspondiente imagen mental. Este procedimiento es mucho más eficaz que el imperioso y altanero mandato de la voluntad, que malgasta energía. El precedente ejercicio es muy beneficioso. Fortalece los nervios y determina una sensación de bienestar en todo el cuerpo. Conviene cuando uno está fatigado o nota falta de energía.

Inhibición del dolor

Acostado o en pie se respira rítmicamente, con el pensamiento fijo en que se está inhalando prana. Al exhalar el aliento se manda con la voluntad y la imaginación al punto dolorido, para que restablezca la normalidad del riego sanguíneo y de la corriente nerviosa. Se vuelve a inhalar prana con el propósito de calmar o desvanecer el dolor, y se exhala con el pensamiento de que en efecto va el dolor a calmar o desaparecer. Han de alternarse estos dos mandatos mentales a fin de estimular la parte dolorida con una exhalación y con la siguiente mitigar el dolor. Se respira siete veces y después se descansa. Luego se repite el ejercicio hasta notar alivio, que no tardará. Muchas veces se calmará el dolor antes de terminar las siete respiraciones. Si se colocan las manos sobre el punto dolorido será más rápido el efecto. La corriente de prana se dirige por el brazo a la parte afectada.

Para regularizar la circulación

Acostado o en pie se respira rítmicamente y al exhalar se dirige la corriente de prana al punto en donde esté entorpecida la circulación. Este procedimiento es eficaz en caso de frío en los pies o de dolor de cabeza, pues, en ambos casos se arrastra la sangre hacia abajo, para calentar los pies y descongestionar la cabeza. Pero en este último caso conviene primero emplear el procedimiento de la inhibición del dolor y después de la regularización del riego sanguíneo. Se notará a veces cómo la sangre circula piernas abajo. La circulación puede someterse en gran parte al imperio de la voluntad, y la respiración rítmica facilita la tarea.

Autotratamiento general

Acostado, todos los músculos relajados, respirar rítmicamente de modo que se inhale la mayor cantidad posible de prana, y al exhalar se manda el flujo pránico a la parte afectada, con el mandato mental de que desaparezca el dolor. Al propio tiempo se pasan las manos desde la cabeza hasta la parte dolorida; pero si no es posible alcanzarla con las manos propias habrá que valerse de un experto terapeuta. En ambos casos se ha de mantener la imagen mental de que el prana fluye por el brazo y se derrama por las puntas de los dedos sobre la parte afectada.

Desde luego que sólo podemos dar instrucciones generales sin entrar en pormenores respecto de las diversas enfermedades; pero un poco de práctica del indicado ejercicio, variándolo ligeramente, según requieran las circunstancias del caso, producirá admirables resultados.

Algunos yogis siguen el método de colocar ambas manos sobre la parte afectada y respirar entonces rítmicamente, manteniendo la imagen mental de que derraman prana sobre el punto dolorido y lo estimulan y desvanecen las condiciones morbosas, como cuando se expulsa el agua sucia de un depósito con orificio de salida, vertiendo constantemente en él agua limpia. Este método es muy eficaz si se mantienen con toda claridad y fijeza la imagen mental del derrame del agua por medio de una bomba, en que la inspiración extrae el prana y la espiración lo vierte.

Carga autónoma de prana

Cuando el individuo se nota desvitalizado y necesita acrecentar prontamente su fuerza vital, el mejor método es colocarse derecho a pie juntillas y cerrar los dedos de ambas manos de la manera que parezca más cómoda. En esta posición se cierra el circuito, por así decirlo, e impide que la fuerza vital se escape por las extremidades. Entonces se respira rítmicamente varias veces y no tardarán en ser notorios los efectos de la vitalización.

Estímulo del cerebro

Los yogis han comprobado la utilidad del ejercicio siguiente para estimular el cerebro, de suerte que resulte instrumento adecuado del intelecto o mente concreta que piensa y razona. Tiene maravillosa eficacia para despejar el cerebro y entonar el sistema nervioso. Para quienes se ocupan con frecuencia en tareas intelectuales será sumamente beneficioso, tanto en el sentido de capacitarlos para mejorar su labor como en el de refrigerar el cerebro después de un violento y sostenido esfuerzo mental.

De pie y erguido, con la vista al frente y las manos sobre los muslos, se respira rítmicamente, pero inhalando tan sólo por la ventanilla derecha de la nariz mientras se mantiene tapada la izquierda con el dedo índice. En seguida se tapa la ventanilla derecha y se deja libre la izquierda por la que se exhala el aliento. Después, sin variar de posición, se inspira por la ventanilla izquierda e inmediatamente se tapa y se deja libre la derecha para exhalar por ella. Así se prosigue alternativamente hasta terminar el ejercicio, uno de los más antiguos y eficaces de la ciencia de la respiración.

Respiración psíquica

De acuerdo en cuando practican los yogis esta modalidad de respiración. La mencionamos y describimos en último término, porque requiere mucha práctica y completo dominio de la respiración rítmica y de la formación de imágenes mentales, según queda expuesto en los anteriores ejercicios.

El principio general de la respiración psíquica puede resumirse en el antiguo aforismo que dice: «Bienaventurado el yogi Capaz de respirar a través de sus huesos».

La respiración psíquica empapa de fuerza vital todo el organismo, y quien la practique notará al terminarla que sus órganos se hallan fortalecidos y vigorizados como si tuviera rejuvenecido el cuerpo físico.

He aquí el ejercicio:

1° Acostarse en completa relajación del cuerpo con toda comodidad y con la mente fija en la eficacia del resultado.

2° Respirar rítmicamente hasta establecer el ritmo.

3° Inspirar y espirar, formando al propio tiempo la imagen mental de que el prana inhalado al inspirar baja por los huesos de las piernas y en ellos penetra, Que después pasa por los huesos de las extremidades torácicas y sucesivamente por la cima del cráneo y baja por el estómago, los órganos de la generación y circula arriba y abajo de la columna vertebral. Por fin se forja la imagen mental de que el prana inhalado al inspirar rezuma por todos los poros de la piel.

4° Después volver a respirar rítmicamente para transmitir la corriente de prana a los siete centros vitales, forjando la imagen mental de la transmisión.

Los siete centros vitales son:

a) la frente.
b) El occipucio.
c) La base del cerebro.
d) El plexo solar.
e) La región sacra.
f) El ombligo.
g) Los órganos sexuales

La corriente pránica se dirige sucesivamente a cada uno de estos siete centros vitales. Se termina el ejercicio dirigiendo varias veces la corriente de prana de cabeza a pies y de pies a cabeza.

11. TRATAMIENTO INTERMEDIO

Antes de estudiar las diversas modalidades del tratamiento mental propiamente dicho, conviene considerar otra modalidad, muy eficaz por cierto, intermedia entre los tratamientos pránico y mental.

Este tratamiento intermedio ha recibido muchos nombres; pero hemos juzgado más propio el de tratamiento por energía mental, pues en realidad es una aplicación combinada de prana y pensamiento.

En nuestra obra: *Catorce lecciones* dijimos cómo el pensamiento puede matizar a prana y convertirlo en viviente energía. Esta fuerza del pensamiento, según se la ha llamado, puede emplearse como medio de curación, y, en efecto, sabemos que muchos hábiles operadores la prefieren a cualquier otro agente a causa de su eficacia y sencillez.

Puede emplearse como método independiente o en combinación con otro o varios de los indicados en este libro; pues los más notables terapeutas emplean parte de los diversos métodos con objeto de satisfacer las necesidades de los enfermos, dando preferencia a las modalidades mejor adecuadas al temperamento de cada cual.

El tratamiento de fuerza mental, se funda en que los órganos y células del cuerpo tienen «mente» propia, según conocieron de antiguo los ocultistas y empieza a conocer la biología moderna. La «mente» de los órganos y células es capaz de responder al estímulo de un vigoroso pensamiento ajeno a ellos, sobre todo si el pensamiento está muy cargado de prana. De esta suerte, la energía mental llega directamente a los órganos y células, y no por medio de la mente instintiva como en el caso de la cura mental propiamente dicha.

Guando el método se aplica debidamente la fuerza del pensamiento produce un rápido efecto, por lo que constituye una de las más sencillas y mejores modalidades de la medicina psíquica en general. Aconsejamos el detenido estudio de este tratamiento.

El método de la fuerza del pensamiento se funda en que la enfermedad es un trastorno *mental,* pero no de la mente céntrica del individuo sino de la mente de los órganos y células. La curación de la enfermedad por este método resulta de que la fuerza del pensamiento emitido por el terapeuta domina la rebelión mental de las células y las obliga a reanudar su acción normal. En la práctica de este método ha de desechar el terapeuta toda idea de «materia», pues no emplea la mente contra la materia sino la mente contra la mente, la mente voluntaria contra la mente de la célula. No hay que olvidar esto porque en ello se funda la virtualidad del tratamiento. El terapeuta ha de operar contra las mentes de las rebeldes células del órgano enfermo, y al restablecer la condición normal de las células desaparece la enfermedad.

El terapeuta concentra la fuerza de su pensamiento sobre la parte enferma, como si hablara vocal o mentalmente con las células en los siguientes o parecidos términos:

«Escucha, mente. Te estás portando como chiquillo mimado; pero sabes portarte mejor y espero que te enmiendes. Debes enmendarte y actuar correctamente para restablecer las saludables condiciones normales. Tienes a tu cargo este órgano y espero que realizarás la tarea que te asignó la Mente infinita.»

Esta exhortación y otras por el estilo darán idea del tratamiento, cuya esencia consiste en sugerir a las células de la parte enferma lo que el terapeuta quiera que hagan; y al principio, mucha será la sorpresa del terapeuta al comprobar cuan fácilmente le obedecen las células.

La mente rebelde de la parte enferma se porta como un chiquillo testarudo a quien se le debe hacer entrar en vereda por el procedimiento mejor adecuado al caso, aunque nunca con mimos. La mente de la célula es en esencia una mente infantil, y se la ha de tratar como a un niño para obtener de ella eficaces y positivos resultados.

Según veremos, también se emplean las manos en este método, pero sólo con objeto de llamar la atención de la mente de las células, al modo como se llama la atención de una persona tocándola en el hombro. Si el terapeuta logra llamar la atención de la mente celular verá cómo escucha cuidadosamente sus órdenes.

Mucha diferencia hay en la calidad de la mente de las células de cada órgano del cuerpo, como también la hay entre la mente de los niños. Así el corazón es muy inteligente y responde con facilidad a los mandatos de la mente central. En cambio, el hígado es lerdo, estúpido y necesita que se le empuje como a un mulo, pues nunca seguirá dócil como un cordero.

Desde luego que todos hemos visto niños dóciles y tercos, inteligentes y cretinos. Conviene tener presente esta analogía.

PRÁCTICA

Enfermedades del estómago

La mayoría de las enfermedades tienen su raíz en el estómago, y los demás trastornos son en rigor, consecuencia de los que sufre el estómago; por lo tanto, conviene empezar el tratamiento por éste. La indigestión y la deficiente nutrición son la causa del 80 por ciento de las enfermedades. Si eliminamos la causa desaparecerán los síntomas.

El método de tratar la mente del estómago es como sigue: Se coloca al enfermo de pie frente al operador, o bien acostado en posición supina. En seguida se le dan suaves golpecitos con la mano en la región del estómago, diciendo: «Despierta, mente.»

Hecho esto, coloca el terapeuta la palma de la mano derecha sobre el estómago del paciente, y como si hablara personalmente con el estómago le dice:

«Mente del estómago, quiero que despiertes y atiendas debidamente a este órgano. No te has portado bien. Has descuidado tu labor. Quiero que empieces a funcionar normalmente para hacer al estómago fuerte, sano y activo. Quiero que el estómago funcione regularmente y tú debes procurar que así funcione, y digiera bien el alimento para nutrir el organismo. Has de aliviar la congestión y atonía del estómago a fin de que funcione con vida y energía y cumpla fielmente su labor.»

No hay necesidad de repetir exactamente estas mismas palabras, sino que se pueden variar o añadir algunas, con tal que no se altere el sentido ni la intención. Lo esencial es que el terapeuta le diga a la mente del estómago lo que quiere que haga y que espera que así lo hará. No tardará la mente del estómago en actuar con admirable inteligencia, obediente a las instrucciones recibidas.

Se ha de tratar diariamente al estómago durante cinco o diez minutos. Por lo general, tardan de una a cuatro semanas en conocerse los resultados durante una dispepsia, según la fecha de la enfermedad y si la actitud mental del enfermo es favorable o contraria a la del terapeuta.

Enfermedades del hígado

Se trata el hígado de manera análoga al estómago. Pero como el hígado es un órgano lerdo y estúpido, se le debe hablar con aspereza y severidad, como a un asno terco, aunque no se le puede moler a palos, sino llevarlo del cabestro. Desde luego que al hablar del hígado nos referimos a la mente colectiva de este órgano. Se le han de dar instrucciones para que funcione normalmente y no segregue más de la necesaria cantidad de bilis, de modo que este humor fluya libremente para hacer su efecto en la digestión.

Estreñimiento

Primero se trata el hígado según queda dicho. Después se pasa la mano por la región intestinal, diciendo con reposada y autorizada voz: «Mente intestinal, despierta, cumple con tu deber y muévete fácil y naturalmente como sabes que has de hacer».

El estreñimiento a veces obstinado a causa de la tendencia del esfínter a contraerse. En este caso, ha de colocar el terapeuta la mano sobre el ano del estreñido (por encima de la ropa) y oprimiendo algún tanto para llamar la atención de las células anales, les dice:

«Relajaos, porque sois la causa del trastorno. Relajaos y ceded libre paso al movimiento intestinal.»

Diarrea

Se trata de manera análoga al estreñimiento, aun en sentido inverso. El órgano es el mismo, y se le ordena que funcione lentamente.

Riñones

Se tratan los riñones de un modo semejante al tratamiento del hígado. Se golpea la región renal varias veces con la punta de los dedos, y se les ordena después que funcionen normalmente.

Si el enfermo orina con demasiada frecuencia se ha de ordenar a los riñones y a la vejiga que funcionen con lentitud y procuren disminuir gradualmente la frecuencia mingitoria. Por ejemplo, Si el enfermo tiene por costumbre levantarse a orinar tres veces por la noche, se les ordena a los riñones y a la vejiga que sólo orine el enfermo dos veces, luego una y por último ninguna durante la noche.

Reumatismo

Se trata esta enfermedad por dos métodos combinados: Mediante el primero se ordena a los riñones que eliminen las impurezas y el ácido úrico de que está cargado el organismo. La negligencia en esta labor de eliminación es la causa principal del reumatismo, de donde se sigue que el remedio del trastorno original dará eficaces resultados y evitará la recaída. Al mismo tiempo se deben manipular las partes afectadas diciéndoles que se desprendan del ácido úrico y que al efecto se relajen. También se ha de tratar el estómago porque mucho influyen en el principal trastorno la mala digestión y la deficiente nutrición.

Trastornos cardíacos

El corazón es el órgano más inteligente, pues tiene mayor grado de mentalidad que cualquier otro órgano, excepto el cerebro. La mente cardíaca responderá pronto a toda clase de amables instrucciones, puesto que es sumamente dócil. Si hay palpitaciones o el corazón late irregularmente, se coloca la mano con suave toque sobre la víscera y se le dice en cariñoso tono de voz:

«Mente cardíaca, apacíguate, permanece tranquila y late con regularidad.»

Se observará que las palpitaciones se van apaciguando gradualmente hasta que la víscera recobra su acción regular.

Neurosis

Las enfermedades nerviosas se tratan empezando por el estómago y el hígado, ordenándoles que funcionen normalmente. Después se tratan los nervios a lo largo de la columna vertebral y se les dan las instrucciones que el caso requiera.

Regulamiento de la circulación

Se logra por medio de largos pases de arrastre, desde la cabeza a los pies (véase al efecto el tratamiento pránico) y al mismo tiempo se le dice a la mente de las arterias y venas:

«Dejad que la sangre circule libremente, sin grumos ni embolias, con flujo constante y regular».

Conviene que este tratamiento regularizador de la circulación de la sangre forme parte integrante de todas las modalidades o métodos de curación, pues contribuirá poderosamente al restablecimiento de las condiciones normales.

Cefalalgia

Primero se trata el estómago, después se regulariza la circulación, y por último dirige el terapeuta su pensamiento a la cabeza del enfermo, diciéndole a las células:

«Aquietaos, sosegaos, actuad suavemente.»

Enfermedades de la mujer

Se restablece primeramente la condición normal del estómago, a fin de regularizar la nutrición y obtener de este modo energía que enviar a los órganos enfermos. No se ha de prescindir de este preliminar. El tratamiento local se administra como en los casos de diarrea, colocando las manos sobre el bajo vientre y ordenando a la mente de las células: «Fortaleza, recta acción, salud, etc.».

En caso de abundante flujo se añaden las palabras: «Id más despacio, cesad el flujo», etc.

En el caso de caída de la matriz se dice «Firmeza, firmeza, mucha firmeza». El efecto será admirable por lo fortaleciente.

Otras dolencias

No hay necesidad de alargar la lista de las llamadas enfermedades, que a fin y al cabo no son más que aspectos diferentes de la imperfecta acción de la mente celular. Todos los tratamientos son análogos como hemos visto, pues sólo difieren en que el mandato enviado con la fuerza del pensamiento cargado de prana ha de ajustarse a las exigencias y circunstancias de cada caso, ordenándole a la mente celular lo que ha de hacer, tratándola como trataríamos a un chiquillo que hace lo que no debe o no hace lo que debe, para que haga lo que debe. El terapeuta ha de razonar con la mente de las células en cada caso y empujarla o conducirla según mejor convenga. Con un poco de reflexión y buen sentido, muy pronto se encontrará la «clave» de las órdenes acertadas.

Pero sobre todo ha de tener en cuenta el terapeuta que se dirige a la mente de las células enfermas y no a la materia muerta, pues no hay un átomo de materia muerta en un cuerpo vivo, porque la mente está en todas las células.

El secreto de este tratamiento estriba en que es un diálogo de la mente consciente con la mente de la célula.

También ha de tener presente el terapeuta que la mayoría de las enfermedades provienen de trastornos del estómago y de la imperfecta circulación. Si el terapeuta corrige ambos defectos habrá eliminado la causa de la enfermedad. No hay que olvidar este punto porque es importantísimo.

El terapeuta ha de hablar a la mente de las células como lo haría un chiquillo, diciéndole lo que mayormente pueda impresionarla. Un poco de práctica acrecentará la habilidad del terapeuta, quien no tardará en familiarizarse con las distintas modalidades mentales de las células según el órgano del cuerpo, y notará que las células a su vez le conocen, de la propia suerte que un caballo reconoce a un jinete aunque no lo haya visto hasta entonces.

Este método puede emplearse con los animales, lo mismo que con las personas y sabemos que se han efectuado con él numerosas curaciones.

Por supuesto que las células no entienden las palabras con que el terapeuta les habla, pues desconocen el lenguaje gramatical; pero en cambio comprenden y entienden el *pensamiento* subyacente en las palabras, por lo que tanto da que se les hable en cualquier idioma. Las palabras sólo sirven para que el terapeuta *exprese claramente su pensamiento*. Sólo son las palabras símbolos del pensamiento, y una misma palabra puede, según el caso, expresar varios pensamientos. Así un terapeuta alemán puede emplear el tratamiento en un enfermo inglés que no entienda una palabra de alemán. Pero la mente celular comprende el pensamiento implícito en las palabras alemanas como lo comprendería si lo estuviera en cualquier otro idioma. ¿No es esto maravilloso? Sin embargo, nada más sencillo cuando de ello se posee la clave. La eficacia está en el pensamiento, no en la palabra; aunque la palabra ayuda a la mente a formar el pensamiento. Pensamos y aun soñamos con palabras.

No se ha de desdeñar este sencillo método de curación. Es uno de los mejores porque compendia las cualidades de varios otros. Es tan sencillo que se comprende y aplica fácilmente. No dejéis de probarlo.

AUTOTRATAMIENTO

Se puede aplicar uno mismo este tratamiento con positivos resultados. La mente consciente transmite el mandato a las mentes celulares o a la mente del órgano, como si se tratara de otra persona. Los métodos son los mismos, y se puede obtener exacta idea del tratamiento aplicándoselo a uno mismo.

Habría materia sobrada para escribir un grueso volumen sobre la autocuración mediante la fuerza del pensamiento, pero sería ampliar superfluamente lo ya expuesto en este capítulo.

Nuestro propósito es dar la mayor información en el menor tiempo y espacio posible. Cada capítulo da instrucciones mil veces más valiosas que el costo del libro, y algunos de los que recibieron nuestras enseñanzas las explotan exigiendo de sus alumnos estipendios desde cinco dólares en adelante. Muchos cursos de medicina mental que circulan por el mercado de librería no dicen más de lo expuesto en algunos capítulos de este libro. No lo decimos para alabarnos, sino solamente para que el lector comprenda que está adquiriendo el compendio quintaesenciado de la medicina mental.

12. TRATAMIENTO POR SUGESTIÓN

El tratamiento sugestivo se funda en la influencia de la mente consciente sobre la instintiva. De la misma manera que la siniestra sugestión propia o ajena en la mente instintiva puede determinar condiciones anormales en el organismo físico, así también las armónicas y favorables sugestiones propias o ajenas en la mente instintiva pueden determinar en el organismo saludables y normales condiciones.

Cuantos han estudiado el asunto, especialmente los psicofísicos y ocultistas conocen a fondo la acción de la mente sobre el cuerpo físico. Citaremos unas cuantas opiniones para llamar la atención sobre los hechos fundamentales del tratamiento sugestivo.

Del eminente psicólogo William James:

«No hay sensación, sentimiento o idea que no propenda directamente a descargarse en un efecto motor, no siempre externo. Puede ser tan sólo la alteración de las palpitaciones cardíacas o del aliento o de la circulación de la sangre, de modo que ruborice o empalidezca el rostro, o puede no ser nada de esto; pero en todo caso cualquier modalidad de conciencia ha de transmutarse en movimiento visible o invisible».

De Bain:

«Se conocen muchos casos en que una tremenda desgracia, un dolor hondísimo o una pena desgarradora ocasionó la muerte o la locura, de conformidad con la ley general».

De Darwin:

«El pesar debilita la circulación, empalidece el rostro y embota los músculos. Se caen las pestañas, la cabeza se inclina sobre el pecho, y los labios, las mejillas y el mentón pierden el vigor muscular. La expresión de un hombre optimista es la contraria del abatido».

De Olston:

«Ley general de la vida fisiológica es que el júbilo, la esperanza, el optimismo y el amor favorecen la salud del cuerpo, mientras que el temor, el tedio, la melancolía, la malicia, el odio, el abatimiento, la desconfianza y demás estados siniestros del ánimo propenden a perturbar los órganos y trastornar las funciones. Me parece que el lector ha de considerar la importancia de estos fenómenos».

De Flammarión:

«Una idea, una impresión, una conmoción mental, aunque completamente interna, puede producir efectos fisiológicos más o menos intensos y hasta es capaz de ocasionar la muerte. No escasean los casos de muerte repentina a consecuencia de una emoción violenta. Hace ya tiempo que se reconoció la influencia de la imaginación en la vida fisiológica. Muy conocido es el experimento que en el siglo pasado se efectuó con un condenado a muerte, que por acuerdo del tribunal pasó a poder de los médicos como sujeto de estudio. Los experimentadores ataron al reo a un poste, le vendaron los ojos, y le dijeron que le sangrarían en el cuello, dejando suelta la sangría hasta desangrarlo. Dicho esto pincharon levemente al reo con un alfiler sin hacerle sangre y dispusieron una corriente de agua tibia que desde el cuello fluía cuerpo abajo hasta caer en una palangana. Al cabo de seis minutos, el reo murió de terror, creyendo que había perdido casi toda su sangre».

De Maudsley:

«Indudablemente la emoción puede favorecer, estorbar o pervertir la nutrición, y aumentar, disminuir o alterar una secreción. Hay por ello motivos para creer que la emoción no sólo dilata o contrae ¡os vasos sanguíneos, según comprueba el rubor o la palidez del rostro, sino que también influye en los órganos por medio de los nervios.

»No me parece fuera de razón suponer que la mente pueda estampar su tonalidad, si no sus características, en los elementos del cuerpo infundiéndoles energía o inflingiéndoles desesperación.»

Darwin demostró el efecto de la pena sobre las funciones fisiológicas, y particularmente en la circulación.

Se dice que la nostalgia es capaz de perturbar las funciones del organismo. Las buenas noticias favorecen la digestión y las malas la entorpecen. Un espectáculo repugnante puede producir náuseas.

De sir Samuel Baker:

«En ciertas comarcas de África sobreviene la fiebre después de un grave disgusto o un acceso de cólera».

De sir B. W. Richardson:

«La diabetes proviene muchas veces de una violenta conmoción y es un típico ejemplo de las enfermedades físicas de origen mental.»

De sir George Paget:

«En muchos casos he tenido razones para creer que el cáncer proviene de una prolongada ansiedad.»

De Murchison:

«Me ha sorprendido a menudo el que los enfermos de cáncer primario en el hígado, atribuyan la causa de su dolencia a prolongada pesadumbre o ansiedad de ánimo. Los casos de esta índole han sido demasiado numerosos para atribuirlos a meras coincidencias.»

Varias autoridades médicas afirman que los casos de cáncer, especialmente de la matriz y del pecho, provienen de la ansiedad del ánimo. Otras autoridades médicas atribuyen a la misma causa varios casos de ictericia y algunos achacan la anemia a la melancolía y las continuadas emociones deprimentes.

De sir B. W. Richardson:

«Las erupciones cutáneas suelen ser efecto de un vigoroso esfuerzo mental. El cáncer, la epilepsia y la insania provienen también, muchas veces, de causas mentales. Es extraño que no se hayan estudiado suficientemente las enfermedades ocasionadas por influencia mental.»

De Elmer Gates:

«Mis experimentos demuestran que la iracundia, la malevolencia y las emociones deprimentes determinan en el organismo fluidos nocivos, algunos de ellos sumamente ponzoñosos, mientras que las emociones placenteras determinan fluidos de valor nutritivo que estimulan la actividad de las células.»

El doctor Tuge, en su obra: *Influencia de la mente en el cuerpo,* cita numerosos casos de enfermedad provenientes del temor, el tedio o el espanto, entre los cuales se cuentan la locura, idiotez, parálisis, colerina, ictericia, calvicie, encanecimiento prematuro, caída de los dientes, anemia perniciosa, neurastenia, trastornos de la matriz, erupciones cutáneas, etc. Añade Tuge que el temor es el principal agente de la propagación de las epidemias. Por su parte, el profesor Mosso afirma que el temor es la causa del baile de San Vito, el escorbuto y la epilepsia. Algunos autores han llegado al extremo de afirmar rotundamente que el temor está en mayor o menor grado en el fondo de todas las enfermedades orgánicas.

En vista de lo expuesto, parece que la disipación del temor habría de contribuir eficazmente a curar la enfermedad; y así es en efecto, porque todas las modalidades de medicina psíquica establecen un nuevo ambiente mental y saludables condiciones o estados de ánimo en el enfermo. El temor se desvanece al influjo de la confianza, el valor, la serenidad y la esperanza, los que actúan favorablemente en el cuerpo físico, de acuerdo con los famosos aforismos psíquicos: «Todo pensamiento se convierte en acción». «El hombre se convierte en lo que piensa». «Tal como el hombre piensa en su corazón, así es.»

No sólo el organismo entero puede recibir los beneficios de la sugestión, sino que por este método se logra que el órgano particularmente enfermo recobre su funcionamiento normal. La mente instintiva recibe la sugestión, la transmite al órgano enfermo, y el pensamiento se convierte en acto. Las células responden a la sugestión por medio de la mente instintiva. De esta suerte es posible fortalecer y normalizar cualquier parte del organismo.

La práctica del tratamiento sugestivo se ha vulgarizado entre los médicos durante estos últimos años y está destinada a mayores éxitos en lo porvenir. Muchos médicos dan las llamadas «sugestiones disimuladas» que consisten en acompañar la sugestión con un medicamento ficticio (sello, píldora, jarabe, tisana o pastilla de índole absolutamente inocua) diciéndole al enfermo que aquel remedio tendrá infalible eficacia. Se reitera la sugestión en diferentes formas hasta que el enfermo se convence de que «aquello le ha de curar», como en efecto le cura, porque el pensamiento de salud se convierte en acción. Sea como sea el modo de dar la sugestión, siempre es sugestión.

13. PRÁCTICA DEL TRATAMIENTO SUGESTIVO

Hemos demostrado en el capítulo anterior cómo puede influir en el cuerpo los estados de ánimo y las actitudes mentales mediante la mente consciente, y cómo dicha influencia puede ser favorable o desfavorable. La salud es tan contagiosa como la enfermedad; y el aforismo de «tal como un hombre piensa que es, así es», lo mismo se aplica al pensamiento recto que al siniestro. Sobre esta teoría se funda la práctica de la terapéutica sugestiva.

La tarea del terapeuta sugestivo consiste en restaurar la normalidad de las condiciones mentales en quienes contrajeron el hábito de creer que se hallan enfermos. La normalidad se restablece mediante la influencia de la mente del operador en las células del organismo enfermo. Según dijimos, la principal diferencia entre el tratamiento mental y el sugestivo consiste en el método de aplicación. El tratamiento mental es silencioso y la curación se realiza por la eficacia del pensamiento transmitido telepáticamente, mientras que en el tratamiento sugestivo, el operador ha de formular su pensamiento en palabras y dirigidas a las mentes celulares del enfermo. Por lo tanto, en el tratamiento sugestivo también actúa el pensamiento del operador, aunque por medio de la palabra.

Los sugestionadores vulgares no lo creen así, pero es verdad, y las palabras han influido poderosamente en muchos casos de curación, pues la sugestión verbal suele ser necesaria para causar más profunda impresión en el ánimo del enfermo; pero la salutífera fuerza mental acompaña siempre a la sugestión aunque el operador lo ignore.

La prueba está en los diferentes resultados que obtienen diversos sugestionadores, a pesar de valerse de los mismos métodos y emplear las mismas palabras.

Para evitar confusiones conviene advertir desde luego que el tratamiento sugestivo no tiene nada que ver con la sugestión hipnótica ni con el hipnotismo. Desde luego que hay operadores que combinan ambos métodos, pero hay en ello más inconvenientes que ventajas, porque el hipnotismo no tiene eficacia alguna en la práctica de la terapéutica sugestiva. Observaron los hipnotizadores que una vez hipnotizado el sujeto podían sugerirle condiciones de salud si estaba enfermo, y por ello creyeron que la hipnosis era indispensable requisito para el tratamiento y curación.

Sin embargo, la experiencia ha evidenciado que las sugestiones son igualmente eficaces cuando las recibe el sujeto en plena conciencia vigílica sin asomo de hipnosis. Por lo tanto, conviene distinguir el tratamiento por sugestión de la sugestión hipnótica. No hay verdadero enlace entre ambos métodos y en consecuencia hay muchas razones para no confundirlos.

Receptividad del paciente

Los más lisonjeros resultados se obtienen del tratamiento sugestivo cuando se induce al enfermo a que se coloque en receptiva actitud de mente. De la propia manera que cuando hemos de tratar un asunto importantísimo deseamos que nuestro interlocutor nos escuche atentamente y no se distraiga, así el operador ha de procurar que el enfermo se mantenga con la mente sosegada durante el tratamiento.

Atención

Se ha de inducir al enfermo a que preste toda su atención al operador, pues del grado de atención depende el resultado. Por lo tanto, conviene que el enfermo quede tranquilo antes de comenzar el tratamiento. El operador le hablará en muy suave tono de voz diciéndole que relaje los músculos y afloje los nervios. Ha de adaptar la conversación a las circunstancias del enfermo, hablándole tan sólo de cosas a propósito para tranquilizarle el ánimo y sosegarle la mente, evitando con sumo cuidado todo cuanto arriesgue contrariarle y suscitar réplicas y discusiones. Ha de tener presente el operador que no se trata de convertir ni de convencer al enfermo respecto de tal o cual opinión sino de curarle y devolverle la salud.

Voz

El operador ha de procurar con sumo cuidado que, su voz sea simpática e insinuante, es decir, «sugestiva». Difícilmente cabe explicar lo que debe entenderse por voz sugestiva, pues no quiere decir que el terapeuta haya de ser elocuente orador, sino que ha de ser capaz de comunicar *sentimiento y entusiasmo* al tono de su voz. Ha de matizar la inflexión de ésta con las vibraciones de su pensamiento y voluntad, de modo que las perciba el enfermo. El tono ha de ser vibrante y firme, no precisamente chillón, sino *intenso* y *robusto*. Las palabras han de vibrar armónicamente, de modo que penetren en la mente del enfermo. Si el operador *se olvida de sí mismo,* esto es, de su persona e intereses particulares y *concentra* su mente el significado de las palabras que omite, obtendrá la necesaria inflexión de voz.

Ejercicio

Sentado el enfermo frente al operador se le dan las sugestiones pertinentes a su caso, diciéndole qué resultados se esperan obtener y asegurándole firme y positivamente que se lograrán. En seguida pronuncia el operador las palabras cuyo significado haya de asimilarse la mente del enfermo durante y después del tratamiento, y las repite hasta que comprende que son *vibrantes* e *intensas* y denotan cumplidamente su intento y significado.

Por ejemplo, si escogemos la palabra fuerte, que se emplea con frecuencia en el tratamiento sugestivo, se ha de repetir varias veces, aumentando su intensidad a cada repetición según indican las siguientes grafías: «fuerte, *fuerte,* fuerte, FUERTE». Se repite hasta que la vibración de la palabra se comunique al operador, como si objetivase el pensamiento que entraña. Después se toma la palabra bien y se repite de la misma manera, pero no como un papagayo o un fonógrafo, sino sintiendo su interno significado.

Si el operador practica con frecuencia este ejercicio adquirirá un vibrante y sugestivo tono de voz que hará sonar intensamente las palabras de modo que sienta el enfermo su eficacia. El operador ha de tener siempre ante sí las ideas de entusiasmo e intensidad para lograr una voz sugestiva.

La mirada

El operador ha de cultivar su mirada de modo que sea firme y seria, pero no descaradamente fija sino enérgica y serena. Puede lograrlo mediante ejercicios graduales y por reflexión. Una persona mira anhelosamente el objeto que le llama la atención, y si el operador se acostumbra a mirar con atento interés, no tardará en adquirir el poder de la mirada.

Pero no ha de cultivar este poder con la idea de emplearlo en influencias hipnóticas o de semejante índole, sino con la de concentrar el pensamiento y mantener viva la atención del enfermo e infundirle confianza en el resultado del tratamiento, pues cuando el enfermo duda o desconfía es más difícil la aplicación de toda clase de métodos, porque entonces el enfermo contraría la acción del operador.

Actitud mental del operador

Debe el operador cultivar una actitud mental seria y honrada, de lo contrario sería un embaucador. Ha de cuidar solícitamente de los intereses psicofísicos del enfermo, pues así resultará mejor servido su propio interés.

Ha de actuar con un propósito definido, sin diluir su energía en meras futilezas. No quiere esto decir que el operador haya de llevar una vida de anacoreta sin la menor distracción, sino todo lo contrario, pues creemos que el trabajo, el recreo y el descanso son igualmentes necesarios al hombre normal. Damos a entender que el operador debe actuar según directivas bien definidas y de acuerdo a un propósito claro.

Ha de concentrarse en su obra. Las distracciones y la indiferencia serían funestas para el éxito, pues no sólo fracasarían las sugestiones, sino que el enfermo notaría la falta de las vibraciones que hasta entonces le ayudaron. El operador ha de valerse de la voluntad para concentrar la mente en su obra. Ha de tener confianza en sí mismo, y si le falta ha de adquirirla por repetidas autosugestiones, pues si carece de confianza en sí mismo no es fácil que en él la tengan los demás. Tanto la carencia como la posesión de confianza propia son contagiosas.

Posición del enfermo

Debe colocarse el enfermo en posición cómoda y holgada. Una butaca, un sillón con respaldo o un diván son muy a propósito para ello.

Se ha de aconsejar al enfermo que relaje los músculos, y el mejor medio de enseñarle a relajarlos es ordenarle que deje reposar la mano derecha como si estuviera muerta; entonces el operador la levanta y la deja caer por su propio peso sobre el asiento, sugiriéndole al enfermo que en igual condición ha de colocar todo su cuerpo. Al efecto le dirá: «Se ha de colocar usted perfectamente cómodo, cómodo, muy cómodo». Esta sugestión no sólo contribuirá al relajamiento de los músculos, sino también a la de la mente y nervios.

El operador se colocará en un taburete, o bien de pie al lado o enfrente del enfermo. Cada cual ha de seguir su propia inspiración, pues no existen reglas fijas.

Repetición

Dice un aforismo de la terapéutica sugestiva que «las sugestiones se vigorizan e intensifican por medio de la repetición».

La continua repetición de una sugestión acaba por fijarla en la mente del enfermo; y por lo tanto, el operador ha de repetir una y otra vez la sugestión, pero variando la sintaxis de modo que se evite la monotonía, aunque sin alterar las palabras principales. Tiene el tratamiento sugestivo alguna semejanza con el ataque a una fortaleza a la cual hay que embestir por diversos lados a fin de dominarla. La clave se ha de repetir con vibrante intensidad.

Ambiente

El tratamiento se ha de aplicar allí donde nada pueda distraer la atención del enfermo. Se han de evitar los ruidos exteriores, la vista de objetos llamativos, de suerte que el enfermo pueda concentrar el oído en las sugestiones del operador. Conviene correr las cortinas o persianas del aposento para dejarlo a media luz, lo cual tiene mucha importancia desde el punto de vista psíquico.

Imagen de la condición esperada

Al dar las sugestiones habrá de estampar en la mente del enfermo la imagen de la condición deseada. Esta imagen se ha de ir trazando poco a poco, según el proceso de la curación esperada, terminando con la imagen mental del mismo enfermo como si ya hubiese recobrado la salud.

La representación o imagen mental tiene por finalidad que el pensamiento en ella subyacente se convierta en acción cuando el enfermo haya contemplado la imagen representada en su mente y sin darse cuenta determine la concreción fisiológica de la idea o pensamiento representado por la sugerida imagen.

Observaciones generales

No hay magia especial en las palabras de la sugestión. Toda su virtud está en el pensamiento que las anima. En la medida en que el enfermo recibe y asimile este pensamiento, será eficaz el tratamiento. Por lo tanto, el éxito depende de la energía que el operador ponga en su pensamiento y de la intensidad con que lo *transfiera al enfermo*. Hay así una constante transmisión del pensamiento que intensifican las palabras sugestivas del operador.

La mente del enfermo debe estar dirigida *hacia las saludables condiciones* que se desean obtener.

Regla importante

Durante el tratamiento nunca se debe aludir a la enfermedad que sufre el sujeto, sino de la condición en que se le desea restablecer. El operador ha de apartar su mente y la del enfermo de la condición morbosa y concentrarla en la apetecida. Así el operador fijará en la mente del enfermo un *ideal* de salud que sin darse cuenta se esforzará en realizar.

Esta regla es importantísima y no se debe quebrantar. Nunca se han de hacer sugestiones negativas. Por ejemplo, en vez de decirle al enfermo: «Usted no está débil», que entraña una afirmación negativa, se le ha de decir: «Usted es fuerte y robusto», que expresa una afirmación positiva. La diferencia es notoria y la razón estriba en que repitiendo la palabra «débil» que nos proponemos negar, afirmamos en realidad su existencia, porque la idea de «débil» está en la palabra independientemente de la negación, y el enfermo acaba por asimilársela.

14. TRATAMIENTOS SUGESTIVOS

El terapeuta sugestivo ha de forjarse al aplicar el tratamiento, una representación mental de las condiciones que desea obtener. Esta representación o imagen mental lo capacitará para dar las sugestiones fácil e instintivamente, y además beneficiará al enfermo con el resultado del pensamiento emitido, de acuerdo con las leyes de la transmisión del pensamiento, según oportunamente veremos.

El operador debe conocer perfectamente las condiciones que desea restablecer a fin de sugestionar al enfermo en correspondencia con ellas.

Siempre conviene empezar la primera sesión del tratamiento por una plática con el enfermo a propósito de la influencia de la mente sobre el cuerpo y de los admirables efectos que las sugestiones mentales producen en los órganos perturbados. Se ha de ir con mucho cuidado en no enfrascarse en teorías y complicados pormenores, porque el enfermo no entiende de ello y lo abismaría en un mar de confusiones. Basta que sepa lo que se va a hacer y que se le induzca a cooperar a la obra del terapeuta, procurando forjar la imagen mental que se le sugiera.

En el tratamiento general hemos incluido sugestiones que amplían la idea del poder de la mente. Conviene hacerlo así de cuando en cuando con objeto de mantener vivo el interés por el tratamiento, lo cual tiene mucha importancia.

No es necesario emplear las mismas palabras citadas en nuestros ejemplos. Lo esencial es comprender la idea y expresarla en los términos que cada operador prefiera, pues las palabras propias expresan siempre nuestro pensamiento mucho mejor que las ajenas.

TRATAMIENTO SUGESTIVO GENERAL

Colocado el enfermo en cómoda posición y con los músculos bien relajados se le dirá: «fulano de Tal, ya descansa usted cómodamente y se encuentra tranquilo y sosegado, con los músculos relajados y los nervios en reposo. Se siente usted apaciguado de los pies a la cabeza y de la cabeza a los pies. Tiene usted la mente tranquila y va a permitirme que mis sugestiones penetren muy en lo hondo de su mente subconsciente para que le den a usted salud y fuerza. Como semilla plantada en terreno abonado, mis sugestiones medrarán y le darán a usted frutos de salud y vigor.

«Empezaré por fortalecerle el estómago y los demás órganos digestivos a fin de que pueda nutrirse de modo que se renueve y fortalezca su organismo. Haré que su estómago digiera bien los alimentos para que perfectamente asimilados nutran todo el organismo, renueven las células, y vigoricen los órganos. Usted necesita nutrición adecuada y voy a ordenar al aparato digestivo que se la proporcione.

»Usted tiene el estómago robusto, muy robusto, robustísimo, y es capaz de digerir el alimento que usted necesita para nutrirse. Desde este momento, empezará su estómago a denotar fortaleza, de modo que digerirá normalmente y le proporcionará la debida nutrición. Usted ha de nutrirse bien para estar sano, y así empiezo el tratamiento por el estómago, que lo tiene usted fuerte, muy fuerte, fortísimo y dispuesto a realizar cumplidamente su función. Usted empezará a notar el aumento de vigor en el estómago; ya lo está usted notando y mayormente irá notando que de día en día es más fuerte y funciona cada vez mejor. Su estómago y demás órganos de nutrición están dispuestos a funcionar debidamente y nutrirán todo el organismo, porque esto es lo que usted necesita, lo que usted requiere, lo que a usted le falta.

»Yo puedo excitar los órganos fatigados y darles nueva energía y salud de modo que usted note desde luego la mejoría de su estado general. Recuerde usted que lo que necesita es nutrición, nutrición y nutrición, y esto es lo que para usted procuro obtener desde un principió.

»Espero que usted me ayude en mi obra con pensamientos gozosos, optimistas, saludables y armónicos que neutralicen las morbosas condiciones, como estoy seguro que las neutralizarán. Los pensamiento de armonía, salud, júbilo, optimismo y belleza contribuirán poderosamente a mejorar su estado físico y mental. Repita usted a menudo las palabras *dicha, júbilo y salud*, con la mente fija en la idea que cada una de ellas expresa.

»Ahora voy a regularle la circulación, que sigue en importancia a la nutrición. Va usted a experimentar la sensación de que la sangre circula regularmente por todo su cuerpo, desde la cabeza a los pies y desde los pies a la cabeza. Repito que la sangre circulará libremente por todo su cuerpo, a fin de transportar las sustancias nutritivas a todos los órganos. En el viaje de vuelta estará la sangre cargada de células muertas y demás desechos del organismo que se quemarán en el acto de la inspiración pulmonar y que serán eliminados por la respiración. Por lo tanto, respire usted ahora varias veces para que el oxígeno del aire inspirado queme los desechos que la sangre venosa arrastra. Usted respira salud y fuerza; sí, salud y fuerza; y afirmo que se notará usted mucho mejor de ahora en adelante. Practique usted de cuando en cuando la respiración profunda y hágase cargo de que inspira salud y fuerza y espira las morbosas condiciones, porque precisamente es lo que está usted haciendo. La perfecta circulación y la completa respiración contribuirán al éxito del tratamiento.

»Por otra parte, también debe usted favorecer la eliminación de desechos bebiendo cada día la conveniente cantidad de agua, a fin de dar la necesaria fluidez a los humores del cuerpo. Ha de beber usted el agua a sorbos, diciendo: "Bebo esta agua para limpiar de impurezas mi organismo y establecer nuevas y saludables condiciones". No ha de pasar usted esto por alto porque es importantísimo. Además, para vivir necesita usted agua como las plantas. No escatime el agua.

«El agua bebida favorecerá el cotidiano movimiento de los intestinos que en el acto de la defecación expulsarán gran cantidad de desechos. Mañana por la mañana empezarán sus intestinos a moverse regularmente y no tardará usted en acostumbrarse. Debe usted ayudarme manteniendo el pensamiento de que se mueven regularmente sus intestinos.

»Ahora hemos de empezar la principal tarea y usted debe perseverar en ella. Ya se nutre usted perfectamente a consecuencia de la mejora del aparato digestivo. Todos los órganos de su cuerpo están vigorizados y de día en día se notará usted muchísimo mejor. Se regularizará la circulación con positivo beneficio del organismo. Respirará usted desahogadamente, con lo que se eliminarán gran parte de desechos y se fortalecerá el cuerpo. También contribuirá a eliminar los desechos el agua bebida que dará mayor fluidez a los humores del cuerpo, y el anormal movimiento de los intestinos expulsará muchos desechos del organismo. Será usted fuerte, vigoroso, robusto y estará contento y sano.

»Ya tiene usted fortalecido todo el organismo de pies a cabeza y de cabeza a pies. Todos los órganos funcionan normalmente y la salud, la fuerza y el vigor se infunden en su cuerpo desde este mismo momento».

Realizada esta sugestión general, se le dan al enfermo otras sugestiones relativas a los órganos particularmente perturbados, formuladas de acuerdo con las necesidades del caso, diciéndole al enfermo que se le calmará el dolor hasta desaparecer por completo y se restablecerán las normales condiciones de salud.

Echará de ver el operador que el tratamiento general, según queda expuesto, determinará muy notable mejoría en el enfermo, independientemente de la dolencia local. El secreto de este tratamiento está en que una vez normalizadas las funciones de nutrición, o sean la digestión, circulación y respiración, lo demás se recibe por consecuencia y añadidura.

Quien normalmente se asimila las sustancias nutritivas de los alimentos y elimina con toda regularidad los desechos por las tres vías respiratorias, renal y dérmica, no puede menos de estar sano.

Conviene que el operador lea nuestro libro titulado: *Hatha Yoga* cuyas enseñanzas podrá interpolar en sus sugestiones, que así serán más provechosas para el paciente. Si el operador se familiariza con las reglas de saludable vida expuestas en *Hatha Yoga* tendrá el secreto de la salud en sus manos, pues al sugerírselas al enfermo se las fijará en la mente, y le inducirá a trocar sus antiguos hábitos viciosos por los saludables y virtuosos.

Las sugestiones de esta índole le parecerán al enfermo la voz de Dios con tal que el operador las fije muy bien en su propia mente para transmitirlas con la misma fijeza al enfermo.

Se observará que sea cual sea la índole de la enfermedad, los principales trastornos que se han de vencer son la nutrición deficiente y el estreñimiento. Se le ha de explicar esto al enfermo y decirle que mediante la sugestión se le podrán restablecer las normales condiciones de salud.

En las enfermedades peculiares de la mujer, como por ejemplo los desarreglos catameniales, el tratamiento general sugestivo tendrá maravillosa eficacia. Se ha de sugerir la firme idea de la menstruación normal, como se sugiere la idea del normal movimiento de los intestinos, pues ambas sugestiones se fundan en el mismo principio. Se le dice a la enferma que espere confiada la menstruación en la fecha exacta y que piense en esta fecha días antes de llegar. En muchos casos se regularizó la menstruación al cabo de un mes.

No hay necesidad de describir al pormenor el tratamiento sugestivo de las diversas enfermedades, pues ya expusimos la clave fundamental o maestra que puede adaptarse fácilmente a toda clase de dolencias. Sin embargo, hay que tener siempre cuidado en normalizar desde luego las tres funciones de nutrición.

15. AUTOSUGESTIÓN

El antiguo aforismo: «Tal como el hombre piensa en su corazón así es» encierra una verdad más patente a medida que pasa el tiempo.

Al hablar de los efectos de la mente en el cuerpo, dijimos que la mayoría de las enfermedades de origen mental, tienen como causa los pensamientos morbosos del propio individuo, o sea la autosugestión. En efecto, la salud del cuerpo depende en gran parte de la índole de los propios pensamientos de la autosugestión. Si se mantiene una actitud mental de salud, fuerza y optimismo se manifestarán sus saludables efectos en la vida fisiológica; pero el .organismo responderá también a los pensamientos morbosos y actitudes mentales siniestros.

El temor es la causa principal de la enfermedad, porque obra como un veneno en el organismo; sus efectos se manifiestan en diversos sentidos. Desechado el temor se elimina la causa de la enfermedad cuyos síntomas irán gradualmente desapareciendo.

Pero todo esto ya lo hemos dicho en otro lugar, y como este libro ha de tener carácter *práctico* y no teórico, lo importante es saber cómo puede uno tratarse mediante la autosugestión.

El método es sencillísimo, pues consiste en darse uno mismo las sugestiones que el operador daría al enfermo, según lo expuesto en el capítulo anterior.

El Yo individual puede sugestionar a la mente subconsciente que rige la vida vegetativa. La mente subconsciente recibe las sugestiones y actúa conforme a ellas, siempre que ellas posean la energía necesaria.

Así como el individuo puede caer enfermo a consecuencia de insistentes sugestiones morbosas, también si está enfermo puede recobrar la salud a consecuencia de insistentes sugestiones saludables. No hay en ello misterio alguno como no sea la acción automática de una ley psicológica.

Quien desee autosugestionarse eficazmente en sentido saludable, ha de leer nuestra obra titulada *Hatha Yoga* que contiene enseñanzas prácticas sobre la rectitud de vida, y una vez conocida se procede a la rectitud de pensamiento que consiste para el caso en mantener una actitud mental de confianza y seguridad, que infundirá formidable energía.

Quien tenga la salud quebrantada ha de considerar que su quebranto proviene de contravenir alguna ley natural. Se puede saber qué ley es ésta mediante el estudio del *Hatha Yoga,* y una vez conocida se la ha de obedecer, desechando los hábitos viciosos que la infrinjan y restableciendo la normalidad por medio de la autosugestión o de la rectitud de pensamiento.

En el noventa por ciento de los casos, la raíz fisiológica del mal está en la deficiente nutrición y eliminación.

La prueba de ello, por si alguien lo duda, está en que los síntomas de la mayoría de las enfermedades empiezan por la pérdida del apetito, dispepsia o indigestión, estreñimiento, desarreglos menstruales, manos y pies fríos que denotan entorpecimiento de la circulación, zumbidos en los oídos, vista turbia, mal sabor de boca, etc.

En cambio se intensifica la sensibilidad, pero hay insomnio, abatimiento diurno, palidez del rostro, etc.

Desde luego que éstos serán los síntomas generales de toda enfermedad, proveniente de la deficiente nutrición e incompleta eliminación.

Por lo tanto, para invalidar la causa se han de enmendar los hábitos de vida adoptando los que recomiendo en *Hatha Yoga.*

Se ha de tratar el individuo de conformidad con el tratamiento .sugestivo expuesto en el capítulo anterior, y ha de sugestionarse con tanta vehemencia como si hubiese de hacerlo a otra persona. Con la práctica consciente de tan eficaz tratamiento, se obtendrán resultados admirables.

Cada individuo se ha de ver tal como desea ser mediante su «vista mental»; y una vez forjada esta imagen, pensar en que ya es como quiere ser y después obrar y conducirse en la vida diaria de conformidad con este pensamiento. En seguida se ha de dirigir el individuo a su mente instintiva, diciéndole, como si fuese una segunda persona, lo que espera que ha de hacer en su favor para que tome a su cargo el cuerpo físico, renueve sus células y elimine los materiales usados. La mente instintiva obedecerá como fiel sirviente, y el individuo irá recobrando la salud.

No hay misterio alguno en esta autosugestión especial. No es más que la influencia del Yo superior en la mente instintiva ordenándole que efectúe correctamente su labor. Y la rectitud de conducta proporciona a la mente instintiva el apropiado material con el cual alcanzar el éxito.

Podríamos llenar muchas páginas con modelos de sugestiones y afirmaciones a propósito para las diversas enfermedades; pero sería inútil, porque cada cual ha de hacerlas espontáneamente, según las circunstancias del caso, con la seguridad de que si las hace con firme confianza, la mente instintiva responderá a ellas como pudiera responder a las que por modelo indicáramos.

Se le ha de hablar a la mente instintiva en tono de autoridad, con firmeza, pero sin altanería, poniendo toda el alma en la insinuación, como por ejemplo:

«Escucha, mente instintiva. Necesito que pongas manos a la obra y me sirvas mejor. Estoy cansado de esta enfermedad crónica y quiero librarme de ella. Me nutro bien, mi estómago digiere normalmente y te exijo que lo atiendas. Bebo diariamente el agua necesaria y te mando que mis intestinos se muevan regularmente. También has de procurar que mi circulación sea normal. Respiro debidamente, oxigeno la sangre, elimino los desechos y tú has de hacer lo demás. Ponte a la obra».

A estas instrucciones se añaden las que cada cual juzgue oportunas según las circunstancias, y no tardará la mente instintiva en comenzar su labor restauradora. Repásese lo expuesto en el capítulo sobre el tratamiento por la fuerza mental, y manténgase la recta actitud de pensamiento con enérgicas afirmaciones de «me estoy fortaleciendo y restablezco la salud».

Ahora sólo falta que cada cual practique las instrucciones.

16. TRATAMIENTO MENTAL

La teoría del tratamiento mental se funda en la innegable influencia de la mente sobre el cuerpo. Esta influencia lo mismo puede ser morbosa que saludable, por lo tanto, es posible invalidar las condiciones morbosas y restablecer la salud por medio de la influencia mental.

No entraremos a discutir las diversas teorías de las diferentes escuelas referentes al tratamiento mental, ni tampoco nos detendremos a especular sobre la naturaleza de la mente. Lo cierto es que la cura mental es un hecho innegable; por lo tanto, conviene saber practicarla.

Lo dicho acerca del tratamiento sugestivo puede combinarse con lo que vamos a decir respecto del mental, pues son gemelos y cada uno representa un aspecto de la misma cosa. La diferencia principal consiste en el procedimiento de aplicación de la energía mental.

El tratamiento sugestivo se basa principalmente en la virtualidad del pensamiento expresado mediante palabras, mientras que el tratamiento mental se funda en la transmisión telepática de la energía mental plasmada en pensamiento.

Los mejores terapeutas combinan ambos tratamientos en presencia del enfermo pero la cura mental no exige que el enfermo esté presente, sino que puede aplicarse el tratamiento aunque el enfermo esté muy lejos, por lo que se le ha llamado tratamiento «absentista», que en rigor es una modalidad de telepatía.

La telepatía, considerada anteriormente como extravagante y grotesca quimera, está hoy reconocida por los más eminentes cientistas y quizá no tarde en formar parte del código de las leyes naturales.

Sin embargo, la telepatía no es una novedad, pues la conocieron hace mucho tiempo los ocultistas de toda época y país, aunque hay quienes se jactan de haberla descubierto en nuestro tiempo. He aquí las declaraciones de algunas prestigiosas autoridades científicas referentes a la telepatía.

*De Eduardo T. Bennet, ex secretario de la
Sociedad de Investigaciones Psíquicas:*

Parece irresistible la conclusión de que los cinco sentidos no son los únicos conductos por donde pueda entrar el conocimiento en la mente; esto es, que el investigador no puede menos de afirmar que la transmisión del pensamiento o telepatía debe incluirse entre los hechos científicamente comprobados».

Del eminente cientista neoyorquino, John D. Quackenfos:

«Ha llegado en verdad el tiempo, predicho por Maeterlinck, en que las almas pueden comunicarse sin mediación de los sentidos».

De Clark Bell:

«La telepatía, tal como la consideran los cientistas que reconocen su autenticidad, debe ser efecto de alguna facultad desconocida del cuerpo humano por la cual se transmitan los pensamientos de cerebro a cerebro como se transmite la electricidad o la gravitación. Pero todavía desconocemos cómo actúa».

Del famoso cientista inglés Guillermo Crookes:

«Si aceptamos la teoría de que el cerebro es una masa constituida por elementos separados, o sean las neuronas, debemos suponer que cada uno de estos elementos, como cualquier otra partícula de materia, tiene su peculiar movimiento vibratorio y es por tanto susceptible de que lo afecte la vibración ajena, como por ejemplo, las vibraciones del éter afectan a la retina del nervio óptico. Si otra neurona, no muy lejana, adquiere el mismo movimiento vibratorio, es muy posible que se influyen mutuamente a través del éter».

Del Dr. Sheldon Leavitt:

«No cabe duda de que quienes han estudiado los fenómenos telepáticos, se han convencido de su autenticidad. Mis experimentos me han dado sobre ello una inquebrantable convicción. Sé que el pensamiento puede transmitirse de una mente a otra, ambas conscientes; pero hoy tengo más poderosos motivos para creer que se puede transmitir con mayor fuerza y eficacia de una mente consciente emisora a otra inconsciente receptora».

De Camilo Flammarión:

«En consecuencia, resumimos nuestras precedentes observaciones diciendo que una mente puede comunicarse con otra a distancia, sin necesidad de palabras ni otro medio de comunicación. Me parece del todo ilógico rechazar esta conclusión si se aceptan los hechos. No tiene nada de anticientífico ni de novelesco el que una idea puede influir en el cerebro de una persona a distancia. La acción de un ser humano sobre otro a distancia es un hecho tan indubitable como la existencia de París, de Napoleón, del oxígeno o de Sirio.

»No cabe duda de que nuestra fuerza psíquica determina en el éter un movimiento que se transmite en el espacio como cualquier otro movimiento y que es percibido por otro cerebro sintonizado con el nuestro. La transmutación dé un movimiento psíquico en movimiento etéreo y viceversa puede compararse a la acción telefónica en que la placa del aparato receptor, idéntica a la del emisor, reproduce el sonido transmitido por medio de la electricidad».

Página tras página podrían llenarse con análogas declaraciones favorables a la autenticidad de la transmisión del pensamiento, pero nos parece innecesario. Quienes deseen mayor información sobre el asunto, pueden consultar las Memorias de la Sociedad de Investigaciones Psíquicas.

Por telepatía se practica el tratamiento absentista cuando no hay posibilidad de sugestión verbal, aunque nunca se debe desdeñar este factor.

El principio básico de la cura mental consiste en que la mente consciente o vigílica rige las funciones fisiológicas por medio de la mente de las células, las cuales responden a las actitudes y estados de la mente consciente, de modo que cuanto afecta a ésta afecta también a las células.

Por tanto, el operador ha de esforzarse en establecer el equilibrio y la normalidad en la mente del enfermo, quien así ha de tener el convencimiento de que es dueño de su cuerpo y puede gobernarlo y someterlo a su dominio. Una vez adquirida esta actitud mental evitará la invasión de la enfermedad, o la expresará si se apoderó del organismo. Su eficacia curativa dependerá del grado en que el individuo reconozca la supremacía de su mente sobre el cuerpo.

Sin embargo, este reconocimiento es incompleto en la mayoría de las gentes. En estas circunstancias se necesita la intervención del terapeuta mentalista que haya mantenido su mente en condición positiva y aguda, y esté versadísimo en la ciencia de la transmisión del pensamiento.

Cuando el mentalista trate a un enfermo, ha de recobrar el tono de sus propias vibraciones mentales hasta el nivel conveniente para transmitirlas a la mente del enfermo, que entonces repercutirá en la mente de las células para, poco a poco, restablecer en el organismo las condiciones normales.

Las varias escuelas de terapéutica mental exponen diferentes teorías para explicar la curación; pero cuanto hemos dicho abarca las ideas generales de todas las teorías y explica los hechos independientes de ellas y aun a pesar de alguna de ellas.

Hay una ley natural subyacente en todo estos tratamientos y es insentatez oscurecer los hechos bajo un cúmulo de teorías metafísicas, porque lo cierto es que todas las escuelas efectúan curaciones a pesar de sus contrapuestas teorías, lo cual demuestra que todas emplean el mismo agente de curación.

17. MÉTODOS DE CURA MENTAL

Conviene tener muy presente cuanto hemos dicho referente a los diversos tratamientos para comprender la *idea general* que en todos ellos predomina, y es la que el terapeuta ha de mantener fija la mente al aplicar cualquiera de ellos, tomando de cada uno la parte que necesite, pues la intuición es siempre la más segura promesa del feliz éxito del tratamiento.

Para aplicar lo mental debe el terapeuta ser capaz de representarse las condiciones que desee establecer en el enfermo, a quien debe representarse perfectamente sano y con su organismo en normal funcionamiento.

En el grado en que el terapeuta sea capaz de representarse las normales condiciones, en el mismo grado logrará éxito del tratamiento mental. Ha de rechazar toda duda y representarse las condiciones deseadas como si ya estuvieran efectivamente realizadas en el organismo físico del paciente. Si de día en día se va ejercitando en esta disciplina mental no tardará en adelantar rápidamente hasta el punto de serle facilísima la práctica de la cura mental.

En cuanto a la transmisión del pensamiento no requiere mucho esfuerzo por parte del terapeuta. Lo esencial es adquirir la habilidad de forjar la imagen mental antedicha, pues una vez forjada es fácil transmitir el pensamiento con sólo pensar que se ha concretado en realidad la imagen.

Esto parecerá extraño a quienes se figuren o se les haya enseñado que se necesita mucho esfuerzo para proyectar un pensamiento;

pero no hay tal, porque la concentración y el esfuerzo sólo se requieren para la clara representación mental.

Algunos terapeutas mentalistas y otros practicantes de la transmisión del pensamiento declaran que les fue muy ventajoso en sus operaciones *imaginar* que podían ver cómo el pensamiento *salía efectivamente* del cerebro y *atravesaba el espacio y lo recibía* la mente del enfermo. Este método contribuirá seguramente a forjar la representación mental hasta que se produzca su efecto.

Al tratar a un enfermo presente debe el terapeuta ante todo recomendarle que se calme y tranquilice, sin pensar en otra cosa que en su curación, pues todo otro pensamiento sería un obstáculo en el camino del éxito. No quiere decir esto que se haya de quedar dormido o soñoliento, sino que ha de apaciguar su mente y apartarla en lo posible de las cosas del mundo exterior. A fin de lograrlo, el aposento ha de estar a media luz y sin objeto alguno que arriesgue atraer la atención.

Una vez predispuesto el enfermo, se ha de predisponer el terapeuta permaneciendo en sosiego hasta que su mente y ánimo estén dispuestos a proceder al tratamiento. Una vez sintonizado consigo mismo el terapeuta forjará la imagen mental del enfermo ya sano, y enseguida que la tenga forjada pensará en que la transmite a la mente del enfermo como si calcara una fotografía mental.

El terapeuta podrá emplear palabras, si así lo desea, para forjar la imagen mental, pero sin expresarla fonéticamente. Lo esencial es forjar la imagen mental de las condiciones que se desean establecer, manteniendo sin cesar en la mente, durante el tratamiento, la imagen del enfermo en completa salud.

Conviene complementar el tratamiento con algunos consejos y palabras de aliento al enfermo, diciéndole algo respecto al poder de su mente, con objeto de que coopere a la acción del terapeuta. En el tratamiento absentista o cura mental a distancia, ha de proceder el terapeuta exactamente como si tuviese delante al enfermo, hablándole como si pudiera oír lo que se le dice respecto al acrecentamiento de su vitalidad. Los pensamientos de benevolencia y amor son el más poderoso auxilio para el restablecimiento de la salud. Por lo tanto, ha de enviar pensamientos de armonía, salud y amor que expulsarán los que de índole contraria pudiera haber en la mente del enfermo.

Conviene que entre el enfermo y el terapeuta haya un acuerdo previo respecto del día y hora en que uno ha de aplicar y otro recibir el tratamiento de curación mental, pues así podrá el enfermo sosegarse y ponerse en actitud receptiva a la hora indicada en un aposento retirado del bullicio mundano. Sin embargo, este previo acuerdo no es esencial, pues muchos terapeutas no tratan a sus enfermos a determinada hora, sino cuando les parecen más a propósito las circunstancias.

No pasarán muchos años sin que los hoy embrionarios procedimientos de televisión, combinados con la telefonía, lleguen a prestar un muy valioso auxilio a la cura mental a distancia pues cuando la televisión salga del período de pruebas y ensayos de laboratorio y sea tan vulgar y corriente como son hoy el fonógrafo, el teléfono y la radiotelefonía, un tiempo disputadas por imposibles, podrá el terapeuta ver y hablar al mismo tiempo a un enfermo que se halla a centenares de kilómetros de distancia [5].

---

[5] Parece ser que ese tiempo ya ha llegado, pues como todos los lectores saben, hoy se puede hablar por teléfono viéndose la cara ambos interlocutores o todos aquellos que intervengan en la conversación telefónica, no importa en la parte del mundo en que se encuentren (Nota del editor).

18. TRATAMIENTO METAFÍSICO

Se ha abusado mucho de la denominación que sirve de epígrafe a este capítulo y algunos la emplean para describir casi todas las modalidades de curación expuestas en este libro.

Desde luego que cuantos usan algunas formas de medicina psíquica tienen cierto derecho a apellidarla metafísica, porque esta palabra significa más allá de lo físico, aunque la acepción generalmente admitida de la palabra metafísica es la ciencia que trata del Ser.

Según esta acepción, el tratamiento metafísico sólo debe entenderse de aquella modalidad de curación dimanante del reconocimiento por parte del enfermo de la presencia del real Ser del universo en todas las apariencias del mundo objetivo.

Quien sea capaz de reconocer la realidad de *Aquello que es,* tendrá a su disposición, para sí y para los demás, un maravilloso poder salutífero, si sabe utilizarlo.

Pero no siempre denotan la posesión de este conocimiento los que han logrado enaltecer su conciencia, pues muchos de ellos desdeñan el cuerpo físico como cosa despreciable y sólo concentran su atención en los planos superiores de existencia. Este desdén es funesto, porque el cuerpo físico es el necesario instrumento de expresión y manifestación del ego y desdeñarlo equivale a contravenir las leyes de la vida.

El tratamiento metafísico puede considerarse como la subyugación de la personalidad o Yo inferior por el poder de la individualidad o Yo superior.

Sin embargo, la verdadera causa de la curación metafísica estriba en que como la mente está ocupada en la contemplación del Yo, cesa de relacionarse con la personalidad o naturaleza inferior del hombre, y por tanto actúa de conformidad con las leyes del universo sin interferencia de los negativos y siniestros pensamientos que determinan las condiciones de la enfermedad.

El reconocimiento de la verdadera naturaleza de nuestro ser nos capacita para rechazar todo pensamiento de temor y tedio que tan ponzoñosos efectos causan en el organismo, y una vez rechazados los siniestros pensamientos, nuestro verdadero Ser actúa sin estorbo.

En los dos capítulos siguientes describiremos con la denominación de tratamiento espiritual los aspectos superiores del tratamiento metafísico. En el presente capítulo nos contraeremos a exponer los métodos empleados por algunos terapeutas que se limitan a enseñar a sus enfermos ciertos sistemas metafísicos que contienen mayor o menor grado de verdad.

Sin embargo, se observará que aun en estos últimos métodos el terapeuta se vale inconscientemente del tratamiento mental, del sugestivo, o de ambos.

El tratamiento subsiguiente a la conversación metafísica es de índole mental o sugestiva, aunque el terapeuta no lo advierta y aun lo niegue diciendo que su tratamiento es de todo punto distinto; pero el versado en medicina psíquica descubrirá fácilmente ambos tratamientos bajo su disfraz metafísico.

La mejor prueba de que en todas las modalidades de curación actúa el mismo agente es que todas las escuelas de terapéutica metafísica efectúan curaciones en la misma proporción a pesar de sus teorías y credos contradictorios.

Desde luego que todas las escuelas tienen por fundamento común la creencia en el Espíritu único y en la Vida única; pero en cuanto a los pormenores de sus enseñanzas se acusan mutuamente de víctimas del error (aunque todos ellos efectúan curaciones, ya se trate de los secuaces de la ciencia cristiana como de las escuelas no cristianas) lo cual denota que todas las sectas emplean el mismo agente curativo.

La energía de Vida está por doquiera dispuesta a que la utilice quien lo desee sin distinción de creencia. Como el sol y la lluvia, se derrama por igual sobre cuantos saben aprovecharla. Está toda en todas partes. Las mezquinas teorías y discrepancias entre los cultos religiosos, aparecen todavía más visibles cuando del Ser infinito se trata. Muy niños son todavía en conocimiento espiritual quienes se figuran que su peculiar religión es la única poseedora de la verdad y que todas las demás son falsas. Lo que parece cierto es que todas poseen aquella parte de verdad adaptada a la comprensión de sus fieles, pero que ninguna posee toda la verdad.

Al amor y al poder del Infinito tiene tanto derecho el indagador individual de la verdad como la secta religiosa que presume de poseerla por entero. Las religiones nacen, crecen y mueren y todas siguen el mismo sendero. Todo nace, crece y relativamente muere de conformidad con la ley de evolución. Épocas, pueblos, razas, naciones, escuelas, cultos, credos, sectas y caudillos van y vienen y *deben* ir y venir; pero la Ley permanece eternamente inmutable, invariable, inmortal, infalible e imperecedera. La Ley todo lo domina y todo lo sujeta. Nadie es su único agente e intérprete; y sin embargo, todos somos sus intérpretes y agentes. De todos se vale la Ley y, no obstante, todos la utilizan. Quien escruta este misterio logra la paz.

Inútil fuera enseñar el tratamiento metafísico a quienes no conocen ni parcialmente siquiera las enseñanzas superiores[6].

A los que comprenden estas enseñanzas y quieran curarse a sí mismos y a otros les diremos que la única regla es la siguiente:

Entrad en el silencio y meditad sobre vuestro verdadero Ser. Cuando lo hayáis plenamente reconocido aplicaos el tratamiento o aplicadlo al enfermo con palabras apropiadas para la expresión del

---

[6] Estas enseñanzas están contenidas en nuestra obra titulada: *Curso adelantado de Filosofía Yogi.*

pensamiento en cuanto quepa, pues no es posible expresarlo acabadamente con palabras. La siguiente fórmula servirá de guía.

TRATAMIENTO

«¡Oh, Espíritu Único, sin principio ni fin, omnisciente, omnipresente, omnipotente, de cuyo océano de Vida soy una gota, déjame sentir la presencia de Tu poder! Déjame conocer más plenamente lo que Tú eres y lo que soy yo en Ti. Has que la conciencia de Tu realidad y mi realidad espiritual penetre todo mi ser y ocupe todos los planos de mi mente. Haz que el poder del Espíritu manifestado por medio de mi mente, penetre en el cuerpo de este otro ser a quien deseo curar (o en mi propio cuerpo) infundiéndole salud, vigor y vitalidad, para que sea un más digno templo del Espíritu Santo, un más expedito canal de la Vida Única. Haz que este cuerpo se levante sobre las groseras vibraciones de la naturaleza inferior y alcance las sutiles vibraciones de la mente espiritual por la que Te podamos conocer. Dale a este cuerpo por medio de la mente que lo anima la paz, fortaleza y vida que le pertenecen por virtud de Tu ser. Haz que el flujo de Tu energía se derrame sobre esta parte perturbada del cuerpo y que la reavive y normalice. Esto Te pido, ¡oh! Espíritu omnipresente, porque hijo tuyo soy en virtud de Tu promesa y del interno conocimiento que me diste.»

En lugar de esta fórmula se puede emplear cualquiera otra de las adoptadas por las diversas escuelas, pues todas son igualmente eficaces; pero teniendo en cuenta que no hay magia alguna en las palabras y que ninguna religión ni escuela tiene derecho de propiedad sobre las palabras, que son del dominio público y todos pueden emplearlas, porque su virtualidad no estriba en ellas, sino en el pensamiento que las anima. Las palabras pasan y el pensamiento permanece eternamente.

19. TRATAMIENTO ESPIRITUAL

Es la modalidad terapéutica superior, mucho más rara de lo que generalmente se cree. Hay terapeutas que emplean el tratamiento mental y se figuran que sus curaciones son de índole espiritual. Pero se equivocan, porque la curación genuinamente espiritual no está al alcance de cualquiera, pues quien la practique ha de ser un canal de donde sin obstáculos fluya la energía espiritual del universo, que por conducto del terapeuta se transmite a la mente espiritual del enfermo, en la que suscita vibraciones de tanta amplitud e intensidad que vigoriza la mente inferior, cuya influencia restablece las condiciones normales del organismo.

La curación espiritual tiene a veces eficacia *instantánea,* porque en estos casos el taumaturgo derrama en el enfermo tan caudaloso flujo de energía espiritual que en ella queda completamente bañado.

Para comprender bien el tratamiento espiritual, conviene conocer las enseñanzas yoguísticas acerca de los diversos principios mentales, según están expuestas en nuestra obra: *Catorce lecciones de Filosofía Yogi.* No repetiremos aquí lo dicho, aunque se necesitará decir algo respecto de la mente espiritual para la mejor comprensión del tratamiento que nos ocupa.

La mente espiritual del hombre es el aspecto superior de las dos inferiores llamados mente instintiva e intelecto. La mente espiritual es superior al intelecto, como el intelecto es superior a la mente instintiva.

La mente espiritual está todavía latente en la generalidad de las gentes, y sólo algunos hombres de muy adelantada evolución la han actualizado conscientemente.

Este superior principio mental es aquel «algo interno» que tan señaladamente influye en nosotros y nos amonesta, previene y aconseja en las críticas vicisitudes de la vida.

Todos los pensamientos nobles, elevados y alentadores que ha recibido la humanidad procedieron de la mente espiritual, que proyecta fragmentos de verdad en la mente inferior.

Todo cuanto recibió la humanidad en nobleza, sentimiento religioso, bondad, justicia, amor, misericordia y simpatía, provino del paulatino desenvolvimiento de la mente espiritual, y según adelanta este desenvolvimiento progresa la idea de justicia y es más profunda la compasión entre los hombres, más intenso el sentimiento de confraternidad, más puro el concepto del amor y más vigorosas las cualidades que todas las religiones y todo hombre honrado califican de «buenas».

De la mente espiritual dimana la inspiración de los poetas, pintores, músicos, escultores, escritores y oradores.

De la mente espiritual recibe el vidente su visión y el profeta su vaticinio.

Muchos de los que al realizar su obra se concentraron en altos ideales, recibieron conocimientos extraordinarios que atribuyeron a seres ultraterrenos, a un ángel y aun hasta al mismo Dios, pero que era la directa comunicación de su Yo superior.

Sin embargo, no quiere esto decir que el hombre no pueda comunicarse conscientemente con entidades espirituales, pues, repetidas e irrecusables pruebas experimentales hay de esta comunicación, sino que recibe muchas más comunicaciones de su verdadero ser que por cualesquiera otros conductos, aunque propende a confundir las propias con las ajenas.

Por el desenvolvimiento de la mente espiritual puede el hombre adquirir conocimientos muy superiores a los que el intelecto le es capaz de proporcionar. También por el desenvolvimiento de la mente espiritual llega el hombre a actualizar facultades superiores y potencias psíquicas; pero ha de ir con sumo cuidado en no valerse de ellas en beneficio propio sino en provecho de la humanidad. Tal es la ley, cuyo quebrantamiento le acarrearía funestísimas consecuencias.

Quien posea cierto grado de desenvolvimiento espiritual, en el mismo grado dispondrá de energía espiritual para la curación de enfermedades. En efecto, muchos terapeutas emplean consciente o inconscientemente la energía espiritual para la curación y hacen bien en ello porque la usan debidamente.

El tratamiento espiritual puede aplicarse ventajosamente en relación con todos los demás tratamientos descriptos en este libro, sin entorpecimiento de ninguno de ellos. En efecto, todo terapeuta consciente aplicará el tratamiento espiritual, si es capaz de aplicarlo, en combinación con los tratamientos ordinarios.

Como quiera que la energía espiritual siempre actúa en el sentido del bien, no se la prostituye ni profana al emplearla en aliviar los sufrimientos de la humanidad, por lo que nunca ha de temer el terapeuta que al emplearla en tan noble propósito la arrastre por el bajo suelo de la materialidad. Porque la energía espiritual todo lo penetra, y muy bien puede utilizarse para realzar y enaltecer lo material, que al fin y al cabo es el medio de manifestación de lo espiritual.

En el siguiente capítulo procuraremos dar algunas instrucciones respecto a la práctica del tratamiento espiritual, aunque rechaza toda técnica y más que en *hacer* consiste en *dejar hacer.*

Recomendamos al lector que lea con toda reverencia el siguiente capítulo, porque el tratamiento espiritual suscita la actuación de fuerzas muy superiores a las que de ordinario intervienen en la vida cotidiana.

El terapeuta espiritual se constituye en un conducto de la energía que emana del Océano del Espíritu, y la transmite a la mente espiritual del enfermo. Por lo tanto el terapeuta ha de ser eficaz instrumento del poder Espiritual.

20. PRÁCTICA DEL TRATAMIENTO ESPIRITUAL

El terapeuta espiritual debe aplicar el tratamiento experimentando suma reverencia por la energía que ha de fluir por su intermedio.

Ante todo ha de sosegar su cuerpo, de suerte que no haya músculo contraído ni nervio tenso; y tranquilizar su mente, de modo que no la perturben cavilaciones ni pensamientos materiales. Ha de colocarse en la actitud de paz y calma peculiar en quienes conocen el significado de la mente espiritual y saben del estado de alma capaz de sentir el Infinito Espíritu; el Océano de Vida del que, en realidad, es un gota. En una palabra, de ponerse en armonía con el Infinito.

No es posible describir con palabras esta condición espiritual. Es necesario experimentarla para comprenderla. Es inefable. Pero creemos que cuantos hayan leído atentamente este libro y se hayan interesado en sus enseñanzas, comprenderán lo que decimos y se esforzarán en alcanzar la condición requerida por la práctica del tratamiento espiritual.

El terapeuta puede o no colocar las manos sobre el paciente. El ademán ha de ser el que le parezca más a propósito. Unos terapeutas no tocan al enfermo, mientras otros conocen intuitivamente que han de hacerlo.

Algo hay en el contacto de una persona por cuyo conducto fluye la energía espiritual, como si entrañara un indefinible poder de curación. Recordemos que Jesús y los apóstoles curaban mediante su poder espiritual, imponiendo las manos sobre el enfermo. Por lo tanto, no ha de tener recelo el terapeuta en colocar las manos sobre el enfermo si a ello le mueve su intuición.

Al aplicar el tratamiento no ha de figurarse que él sea el agente, sino que ha de considerarse como un simple canal del flujo de energía divina. Desde el momento en que el terapeuta se jacte de ser el agente de la curación, quedará interrumpido el flujo espiritual. Muchos terapeutas sufrieron las consecuencias de su engreimiento al perder definitivamente toda eficacia de curación.

Hemos conocido varios ejemplos de esta índole, y acaso el lector conozca otros por el estilo. Hay que prevenirse contra tan funesto error. No es el terapeuta quien cura sino el espíritu que se manifiesta por su intermedio.

La mejor manera de constituirse en canal de la divina energía consiste en mantener fija en la mente la «visión» de que realmente se es canal de aquélla.

No ha de ser muy largo el tratamiento. La intuición del terapeuta dará la exacta medida del tiempo.

En algunos casos, tanto el terapeuta como el enfermo experimentan muy sensiblemente la influencia de la energía al cabo de poco rato de empezado el tratamiento, lo cual es prueba de haberse establecido las óptimas condiciones de realización.

Mas para ello, el terapeuta y el enfermo han de hallarse en la misma disposición de ánimo y en semejante actitud de mente durante el tratamiento espiritual, porque así ambos se constituyen en expeditos canales de la divina energía. A fin de colocarse ambos en esta condición sincrónica, convendrá que el terapeuta lea al enfermo algunos pasajes de un libro que trate de cosas espirituales en armonía con su temperamento. De esta suerte se desvanecerán de ambas mentes los pensamientos profanos y tendrá mayor eficacia el tratamiento.

No es necesario que el terapeuta mantenga el pensamiento en una forma particular de curación, como en el tratamiento mental, porque el Espíritu penetra el organismo del enfermo por medio de su mente espiritual, y propende a restablecer la salud, integralmente, sin referencia a determinado órgano. El enfermo queda sumergido en un baño de energía espiritual que reanima todas las células de su cuerpo.

Esto es cuanto podemos decir acerca del tratamiento espiritual. Lo demás lo irá descubriendo el terapeuta por propia experiencia. Nadie tema ensayar el tratamiento con tal que se mantenga en rectitud de mente y ánimo, y verá cómo poco a poco se va haciendo un más eficaz instrumento del poder espiritual.

A quienes prefieran aplicar cualquiera de los demás tratamientos descriptos en este libro, porque así lo desee el enfermo o lo requieran las circunstancias del caso, les aconsejamos que al final del tratamiento aplicado, empleen siquiera por pocos minutos el tratamiento espiritual, tanto si el enfermo no se percata de ello, como si el terapeuta juzga más beneficioso recabar su asentimiento.

No hay en esto ni sombra de engaño, porque el Espíritu pertenece a todas las cosas y todo está subordinado al Espíritu, de suerte que bien puede el terapeuta, si lo juzga conveniente, emplear el tratamiento espiritual sin que se dé cuenta el enfermo.

Algunos enfermos repugnan todo cuanto suena a espiritual porque les parece cosa de espiritismo, y por tanto, no debe el terapeuta emplear la palabra espiritual cuando trate con tan pre-juiciosos individuos.

En cambio, otros enfermos se figurarán que el tratamiento espiritual es cosa de magia, contraria a sus creencias religiosas. Desde luego que ambos prejuicios están basados en una mala inteligencia y sería inútil explicarles la verdad a tales gentes.

En estos casos, lo mejor es aplicar el tratamiento ordinario más conveniente y después emplear el espiritual sin decir palabra sobre él, pues la ignorancia del enfermo no le privará de recibir el beneficio.

Por supuesto que no se le ha de engañar ni decir falsedad alguna sino tan sólo evitar discusiones y protestas que malograrían el éxito.

21. CONSEJO FINAL

Una vez familiarizado el lector con las diversas terapéuticas de la Medicina Psíquica, diremos algo acerca del empleo del poder curativo que hemos descripto.

En primer lugar no ha de fanatizarse santurronamente el terapeuta por sus opiniones sobre la terapéutica psíquica. No ha de seguir el mal ejemplo de los médicos que increpan y abominan de quienes no son de su escuela. El terapeuta psíquico ha de ser magnánimo, generoso y liberal. Ha de reconocer en los demás la misma libertad de opinión que para sí quiere. No ha de imponer sus ideas a la fuerza, pero siempre ha de estar dispuesto a responder a una cortés demanda de información.

No empiece por hablar mal de los médicos alópatas. Esto no es lícito desde ningún punto de vista y además es torpe táctica. Ha de realizar el terapeuta su labor tan cumplidamente, que le soliciten los enfermos y no empeñarse en cimentar su fama difamando a los profesionales, porque hay muchos alópatas que en su fuero interno simpatizan con la terapéutica psíquica, pero no se atreven a manifestarlo abiertamente por no chocar con los prejuicios populares ni malquistarse con el colegio de médicos.

Dichos alópatas administran medicamentos porque no pueden menos de recetar; pero al propio tiempo se valen de la terapéutica psíquica sin que lo advierta el enfermo, y en esto estriba el éxito de alguno de ellos. En cuanto a los que abominan de la medicina psíquica y la tildan de superchería, vale más desdeñarlos y no ponerse a su nivel, pues ya cosecharán su siembra de odios y denuestos. La resistencia pasiva es la única arma lícita contra ellos, mucho más eficaz que la «activa resistencia» de las gentes contra los terapeutas psíquicos. Esta es una verdad que todo ocultista conoce y uno de los más valiosos consejos prácticos que se le pueden dar a un hombre.

No ha de olvidar el terapeuta las leyes naturales de la vida fisiológica. Ha de procurar que el enfermo actúe de conformidad con dichas leyes y el éxito será más rápido y seguro. La adecuada nutrición y la completa eliminación han de preceder a todo tratamiento eficaz, pues aunque el enfermo recobrara la salud por el más poderoso tratamiento psíquico, no tardaría en recaer en sus morbosas condiciones si quebrantara de nuevo las leyes de la vida fisiológica. Esta es una verdad que algunos terapeutas psíquicos niegan o desconocen, pero dígase cuanto se quiera es absoluta verdad que se verá comprobada en todo tiempo y en todos los casos. El sentido común basta para convencer a quien no lo haya perdido de la exactitud de este punto de vista. No seamos como el avestruz y escondamos la cabeza para no ver la verdad referente a las leyes psíquicas. Sería una posición tan absurda como la del médico que se niega a reconocer las evidentes verdades metafísicas. Ha de henchir el terapeuta su corazón de amor y bondad respecto de sus enfermos, sin que una morbosa simpatía le contagie de las condiciones morbosas o el enfermo le vampirice vitalidad. Para evitar este riesgo, nunca se ha de colocar el terapeuta en actitud pasiva ni en condición negativa respecto del enfermo. Por el contrario, se ha de colocar siempre en actitud pasiva y en condición positiva, para no sufrir los efectos del vampirismo de los enfermos que chupan la vitalidad del terapeuta que se coloca imprudentemente en situación de inferioridad.

El terapeuta le ha de dar al enfermo el beneficio de su conocimiento, sin consentir que le absorba la vitalidad. Por lo tanto, ha de ir el terapeuta con mucho cuidado de no identificarse con las condiciones del enfermo, movido de una engañosa simpatía. Ha de mantener constantemente el dominio de sí mismo.

Cuanto más se acerque el terapeuta al manantial de todo Poder, tanto más intensa será su virtud curativa. Recuerde que en todas las fuerzas del universo subyace la Infinita y Unicá Energía de la cual proceden todas las restantes modalidades. Recuerde que es una partícula de la Vida Infinita y que todo cuanto hay verdaderamente real en el hombre, es su relación con el Ser infinito. Si el terapeuta reconoce plenamente esta verdad recibirá una fuerza y un poder muy superior a cuantos haya podido hasta entonces adquirir por otros medios. El Ser infinito es la fuente de todo poder real, abierta para cuantos sepan beber en ella.

La siguiente afirmación será muy eficaz si se recita antes del tratamiento:

¡Oh! Tú, Poder infinito, inextinguible Llama de Vida, de la que soy una chispa, yo me abro a tu poder para que por mi fluya y se derrame en el cuerpo de este enfermo y lo renueve, fortalezca y sane, al recibir tu vivificante energía. Conviérteme en eficaz canal de tu poder y utilízame para el bien. — Paz.

OTROS TÍTULOS PUBLICADOS POR ESTA EDITORIAL

ÁNGELES
— *Ángeles Protectores,* **Leo Kabal**
— *Respuestas Angélicas,* **Purificación Lozano**
— *Ángeles, las fuerzas ocultas del Universo,* **Leo Kabal**
— *Apariciones y encuentros con ángeles,* **Leo Kabal**

ASTROLOGÍA
— *Cómo levantar una carta astral,* **J.G. Consuegra**
— *Cómo interpretar un horóscopo sin ayuda de nadie,* **Fco N**
— *El mensaje oculto de los astros,* **Fco Nieto**

AUTOAYUDA
— *Querido Dinero,* **Isabel Díaz**
— *Guía práctica del aprendiz de ángel,* **Fco Nieto**
— *¿Quién Eres?,* **Purificación Lozano Brañuelas**
— *El camino de la prosperidad,* **Orison Swett Marden**

ESPIRITUALIDAD Y CONCIENCIA INTERIOR
— *Jesús y Cristo, historia oculta de una misión divina,* **J. G.C.**
— *El camino del Sol.* **Graciela Ferrera**
— *El poder de las oraciones,* **Erbme Ivón**
— *Deja que suceda,* **Luis Otero de la Rosa**

HISTORIA E INVESTIGACIÓN
— *Las claves ocultas de la Biblioteca de El Escorial,* **A. Vázquez Mariscal**
— *El Evangelio de Qumrán,* **Fernando Klein**
— *Evangelios Apócrifos,* **Edmundo González Blanco**
— *El doctor Velasco, leyenda y realidad en el Madrid decimonónico,* **S. G. Roldán**
— *El silencio de Dios, apócrifos del A. Testamento,* **Fernando Klein**
— *Los manuscritos descubiertos en Nag Hammadi, Ev. Gnósticos,* **J. García**
— *Un país ingobernable,* **Carlos Jiménez Escolano**
— *La botica de Felipe II y las plantas medicinales de El Escorial,* **Maribel Corral**
— *Lágrimas de arena, origen y andadura del pueblo hebreo,* **Carlos Jiménez Escolano**

NARRATIVA
— *Cuentos de hadas para niños,* **Zeraustador**
— *Cuentos y fábulas de la India,* **Joseph Jacobs**
— *Los mejores cuentos medievales anglo.latinos,* **J. M.ª Regañón**
— *A través de la eterna burbuja,* **C. J. Escolano**
— *La mirada herida,* **José Luis Viloria**
— *Vientos de sospecha,* **C. J. Escolano**

NOMBRES, SÍMBOLOS, SUEÑOS
— *El significado de los nombres,* **J. G. Consuegra**
— *El significado de los símbolos mágicos,* **Leo Kabal**
— *Guía para interpretar los sueños,.* **J. G. Consuegra**

SALUD Y NATURISMO
— *Doctora, ¿y esto que me ha dado para qué es?* **Inmaculada Glez Carbajal**
— *Las mujeres y las plantas de usos medicinales,* **Maribel Corral**
— *Plantas medicinales para la salud,* **Miriam de la Fuente**